Guide des premiers secours à la maison

EYROLLES
61, Bld Saint-Germain
75240 Paris cedex 05
www.editions-eyrolles.com

ISBN : 2-7081-3578-3

Pascal CASSAN – Caroline CROSS

Guide des premiers secours à la maison

EYROLLES

Avec la collaboration de : Marguerite CARDOSO
Illustrations : Jacques STOLL et Claire BOUILHAC

Préface

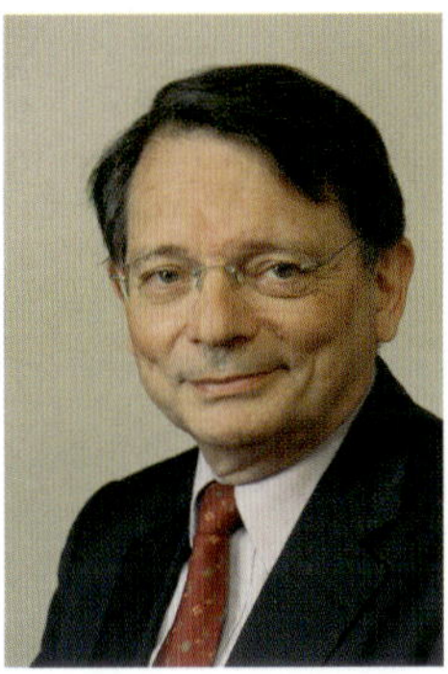

La maison est le lieu dans lequel surviennent la majorité des accidents domestiques et presque la moitié des accidents de la vie courante. Bricolage, jardinage, cuisine sont autant d'activités qui exposent aux risques de blessures, bénignes ou graves. Ces accidents concernent au premier chef les enfants et les personnes âgées, mais chacun de nous peut en être un jour la victime.

Rapidité de réaction et connaissance des gestes de premiers secours permettent d'agir efficacement, mais il est fondamental de privilégier aussi la prévention afin d'éviter l'accident. Cet ouvrage, pratique, s'intéresse à ces deux aspects, prévention et gestes, en cas de brûlure, d'ingestion de produits dangereux, de traumatismes.

Apprendre à chacun à devenir un citoyen soucieux des autres et de lui-même reste une mission essentielle, en même temps qu'une priorité, de la Croix-Rouge française.

De façon analogue, l'action de prévention s'inscrit tout naturellement dans l'apprentissage de la santé et de la sécurité que tout parent doit transmettre à ses enfants.

Professeur Jean-François Mattei
Président de la Croix-Rouge française

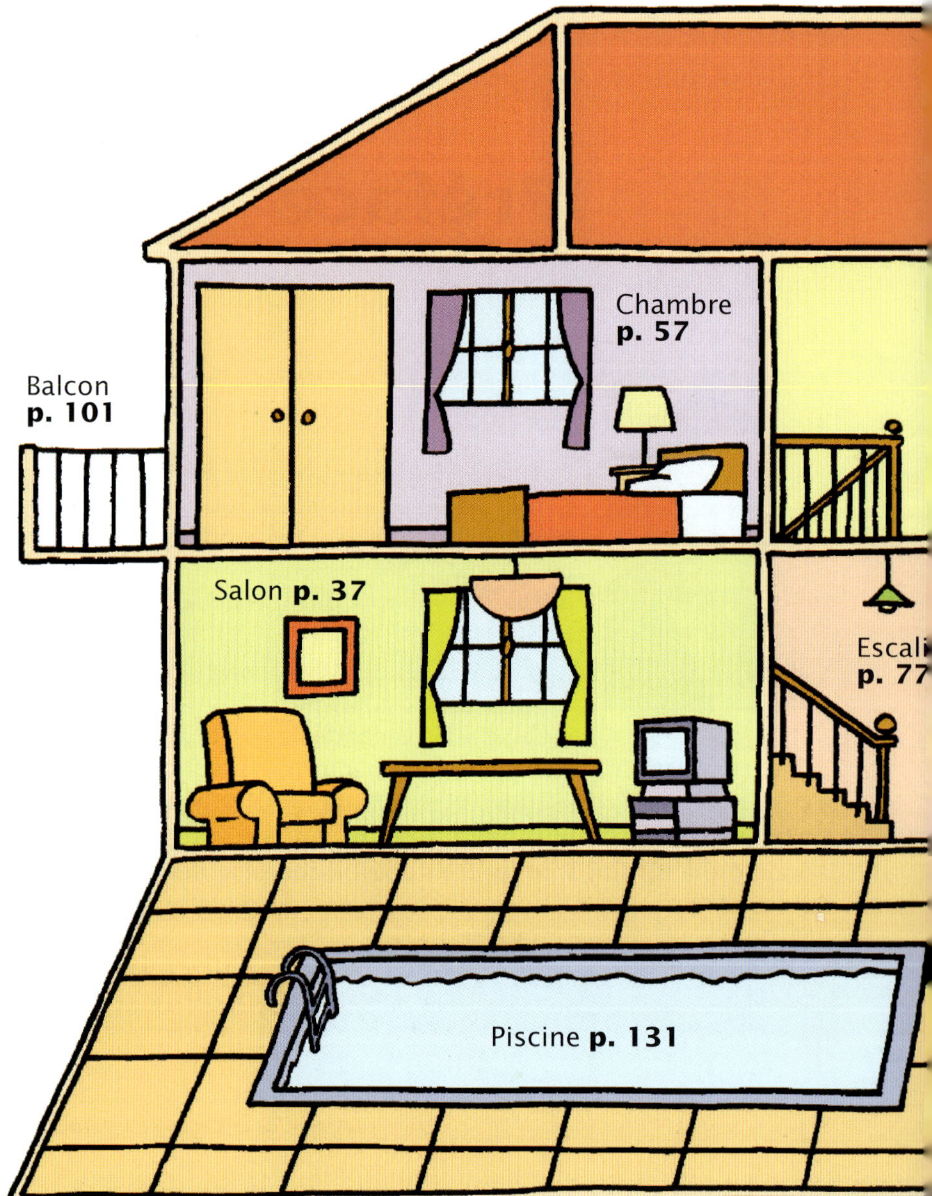
Chambre
p. 57
Balcon
p. 101
Salon p. 37
Escali
p. 77
Piscine p. 131

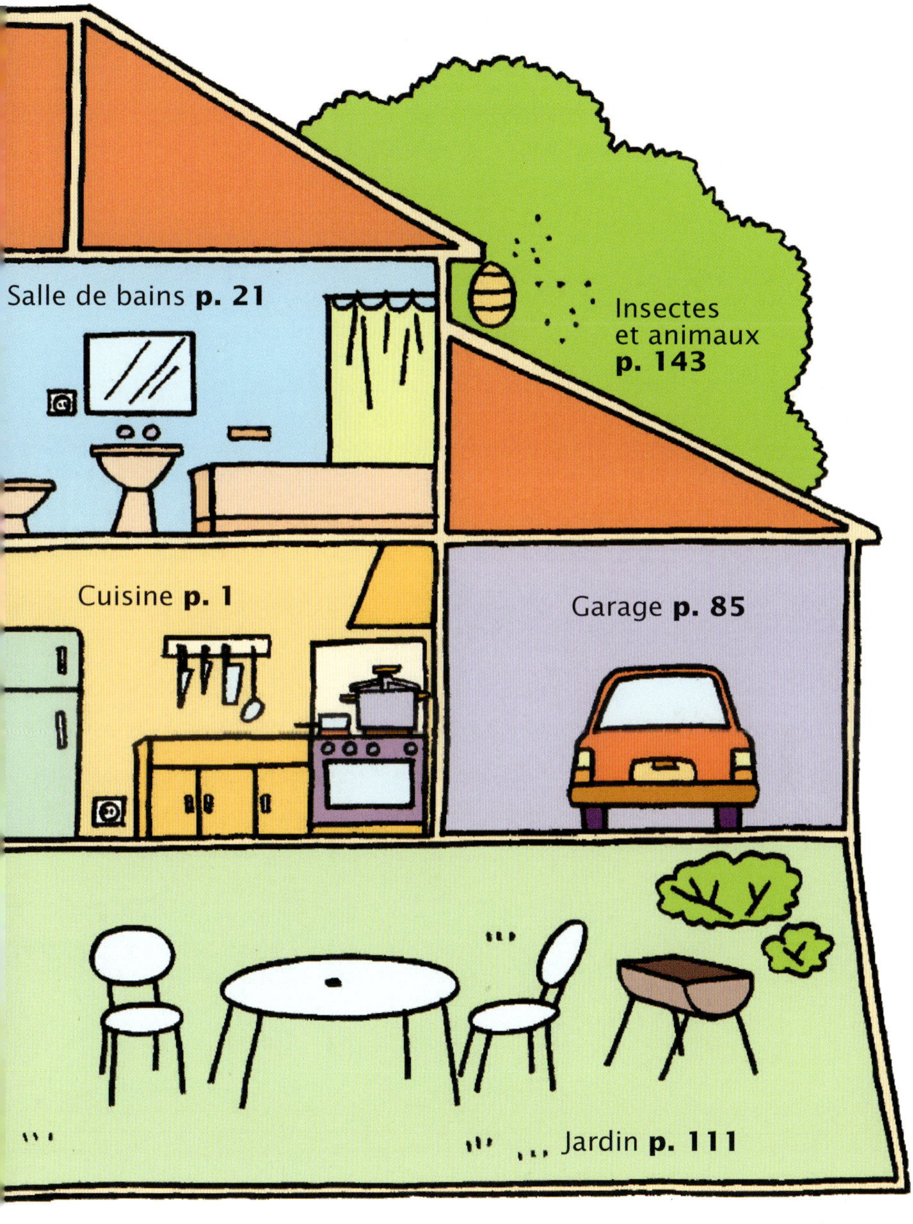
Salle de bains p. 21
Insectes et animaux p. 143
Cuisine p. 1
Garage p. 85
Jardin p. 111

Dans la cuisine

1

Les brûlures

Pourquoi ?

Les brûlures sont un accident fréquent. On dénombre, en France, entre 400 et 500 000 brûlures par an, parmi lesquelles 150 à 200 000 sont invalidantes, 15 à 20 000 nécessitent une hospitalisation, dont 2 500 dans un centre pour grands brûlés.

Leur gravité dépend de la localisation, de l'étendue, de la profondeur et de la cause de la brûlure. Lorsqu'elles sont graves, les brûlures peuvent mettre en jeu le pronostic vital.

Quel que soit le type de brûlure, le premier geste à effectuer, après avoir supprimé la cause de l'accident, est l'arrosage de la victime.

Comment les éviter ?

Surveillez les enfants pendant les repas et ne laissez jamais les plus jeunes se servir seuls des liquides chauds. D'une façon générale, évitez de laisser seuls vos jeunes enfants dans la cuisine !

Tournez la queue des casseroles vers le mur, vos enfants ne pourront pas les attraper.

Soyez prudents avec les liquides chauffés aux micro-ondes, vérifiez toujours la température du liquide, en particulier des biberons. Nombre de brûlures chez les très jeunes enfants proviennent de liquides trop chauffés.

Attention !

Attention aux micro-ondes : n'oubliez pas qu'à la sortie du four, le plat est froid à l'extérieur mais bien chaud à l'intérieur.
Pour les biberons, testez la chaleur du contenu sur le dos de votre main.
Pour les petits pots, videz-les dans une assiette plutôt que de plonger directement la cuillère dedans.

Lorsque vous faites couler l'eau, assurez-vous de la température. Par prudence, commencez par l'eau froide et réchauffez progressivement.

Protégez vos plaques électriques. Attention ! Une plaque éteinte reste brûlante longtemps après son utilisation. Protégez aussi la porte du four.

Ne laissez jamais à portée des enfants une friteuse et/ou un autocuiseur chauds et ne les laissez pas utiliser des appareils dangereux, tels que grille-pain, four à raclette, etc.

Que faire ?

Face à une brûlure simple

Arroser une brûlure simple

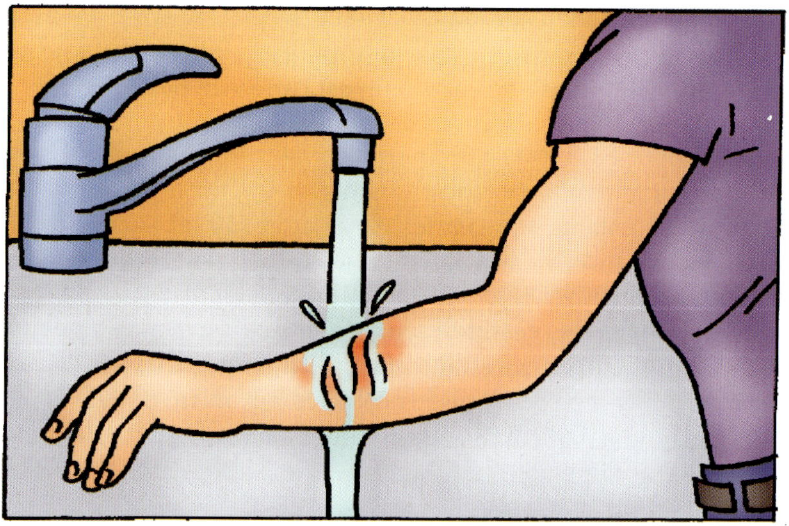

Devant toute brûlure, le premier réflexe : arroser à l'eau courante pendant au moins 5 minutes.

Une brûlure est simple si l'étendue est inférieure à la demi-paume de main de la victime, si elle n'est pas profonde et si elle n'est pas située près d'un orifice naturel.

Dans ce cas, vous devez, après avoir supprimé l'agent de la brûlure et vous être assuré d'être en sécurité :

- refroidir la brûlure en l'arrosant à l'eau froide, pendant au moins 5 minutes ;
- retirer les vêtements éventuels au contact de la brûlure, pendant l'arrosage à l'exception de ceux qui adhèrent à la peau ;
- protéger éventuellement d'un pansement après avoir mis sur la brûlure une pommade ou un corps gras prescrit par un médecin.

Conseil

Si vous avez le moindre doute, appelez votre médecin traitant qui vous donnera les conseils d'usage.

Devant toute brûlure, même simple, il est important de vérifier la vaccination anti-tétanique de la victime.

Face à une brûlure grave

La brûlure est étendue, profonde ou située près d'un orifice naturel... Dans ce cas, après avoir supprimé l'agent de la brûlure et vous être assuré d'être en sécurité, vous devez :

- refroidir immédiatement la brûlure, en l'arrosant à l'eau froide durant 5 minutes ;
- retirer les vêtements pendant l'arrosage à l'exception de ceux qui adhèrent à la peau ;
- allonger la victime sur la région non brûlée ;
- alerter les secours (SAMU 15 ou sapeurs-pompiers 18) ;
- surveiller la victime jusqu'à l'arrivée des secours.

Il n'est pas nécessaire de couvrir la brûlure grave en attendant les secours.

En cas de brûlure chimique

Brûlure au visage

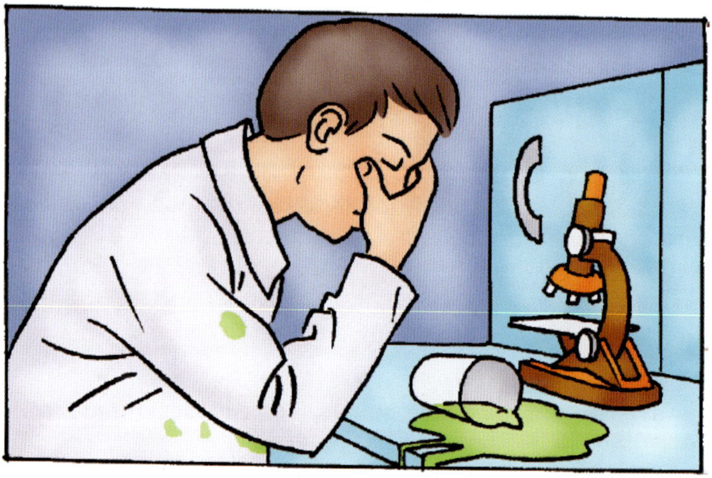

Quel que soit le lieu de la brûlure, le premier réflexe doit toujours être : ARROSER !

La brûlure chimique est caractérisée par une destruction partielle ou totale de la peau ou de l'œil engendrée par un produit chimique irritant ou corrosif (acide fort ou base forte).

Il est recommandé d'arroser la plaie à grande eau jusqu'à disparition de la douleur ou jusqu'à l'arrivée des secours.

En cas de brûlure électrique

Ce type de brûlure peut être en surface, mais aussi à l'intérieur de l'organisme. Elle est due à l'arc électrique (dans ce cas, il existe des points d'entrée et de sortie).

Après avoir protégé les lieux de l'accident (coupé le courant ou vous être éloigné de la source de courant à l'origine de la brûlure), vous devez effectuer, en tout premier lieu, un examen de la victime. Celle-ci peut par ailleurs présenter une détresse vitale : inconscience, arrêt cardiaque. Dans ce cas, agissez en conséquence.

Si le blessé est conscient :

- arrosez la brûlure pendant 5 minutes ;
- allongez la victime ;
- alertez les secours SAMU (15).

Les produits ménagers

Pourquoi ?

Les brûlures internes après ingestion de produits ménagers représentent 30 % des cas des accidents domestiques. Elles sont le plus souvent accidentelles et concernent tout particulièrement les jeunes enfants, de 1 à 3 ans.

Néanmoins, elles peuvent survenir chez l'adulte, notamment en cas de déconditionnement de produits : mise de produits toxiques dans une bouteille de jus de fruit ou d'eau minérale.

Leur gravité dépend essentiellement de la nature du produit en cause.

Conseil

Évitez de stocker des produits à base de substances toxiques, caustiques ou inflammables, vous réduirez ainsi les risques d'intoxication, d'incendie ou d'explosion.

Comment les éviter ?

Première précaution, évitez à tout prix le déflaconnage ! C'est la mise de produits toxiques dans une bouteille de jus de fruit ou d'eau. Laissez les produits ménagers dans leur emballage d'origine.

Évitez de ranger les produits ménagers sous l'évier. Idéalement, il est préférable de les mettre dans un placard inaccessible ou comportant une fermeture de sécurité, en particulier les produits très toxiques (alcool à brûler, white-spirit, poudre pour le lave-vaisselle, débouche évier).

Conseil

Achetez des produits munis de bouchon de sécurité. Ils nécessitent deux mouvements simultanés : appuyer et tourner. Les enfants ne savent pas les manipuler et ils seront découragés pour ouvrir ce type de flacon.

Rebouchez immédiatement les flacons des produits ménagers et rangez-les après les avoir utilisés. Installez sur la porte du placard un système de sécurité.

Pour éviter toute tentation de l'enfant ou utilisation inappropriée, achetez ce type de produits juste avant leur emploi. Utilisez-les quand l'enfant n'est pas là ou hors de sa portée. Même s'il n'y touche pas, il peut être intoxiqué par les vapeurs de ces produits.

Mais il est bon de rappeler que la sécurité ne passe pas uniquement par des objets ou du matériel spécifique. Elle passe également par l'explication par les parents des dangers potentiels : interdire ne suffit pas, il faut expliquer.

Que faire ?

En cas d'absorption d'un produit toxique

Quel que soit le produit en cause, vous ne devez pas faire vomir la victime. En effet, la paroi de l'œsophage a déjà été brûlée lors du premier passage, elle le sera encore plus lors du second passage du vomissement.

Ne faites surtout pas boire la victime, car l'eau risque de réagir chimiquement avec le produit en cause ou de l'entraîner plus loin alors que la paroi de l'estomac est plus solide que celle de l'intestin.

Ne donnez surtout pas de lait à la victime, il ne peut que favoriser l'absorption du produit et n'a aucune action antipoison…

Maintenez la victime assise ou allongée sur le côté.

Mettre sous clé les produits toxiques

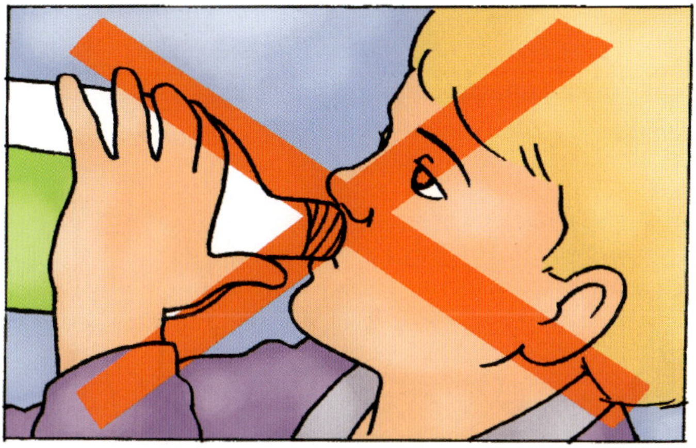

En cas de brûlure interne : ne pas faire boire la victime ; ne pas la faire vomir.

Téléphonez au SAMU (15), en précisant en particulier le type de produit toxique ingurgité.

Préparez-vous à répondre aux questions qui vous seront posées par le médecin :

- Quel est le type de produit absorbé ?
- Quelle quantité la victime a-t-elle absorbée ?
- Depuis combien de temps ?
- Quels sont les signes présentés par la victime ?
- Quels sont les premiers gestes que vous avez effectués ?

En cas d'inhalation d'un produit toxique au niveau des voies respiratoires

Avant toute chose, appelez le SAMU (15).

Prenez toutes les mesures afin d'améliorer la respiration de la victime :

- mettez-la en position assise ;
- libérez ses voies aériennes ;
- desserrez ses vêtements…

Surveillez son évolution jusqu'à l'arrivée des secours ; en effet, l'état respiratoire de la victime peut s'aggraver à distance de l'inhalation.

Victime consciente présentant une plaie du thorax

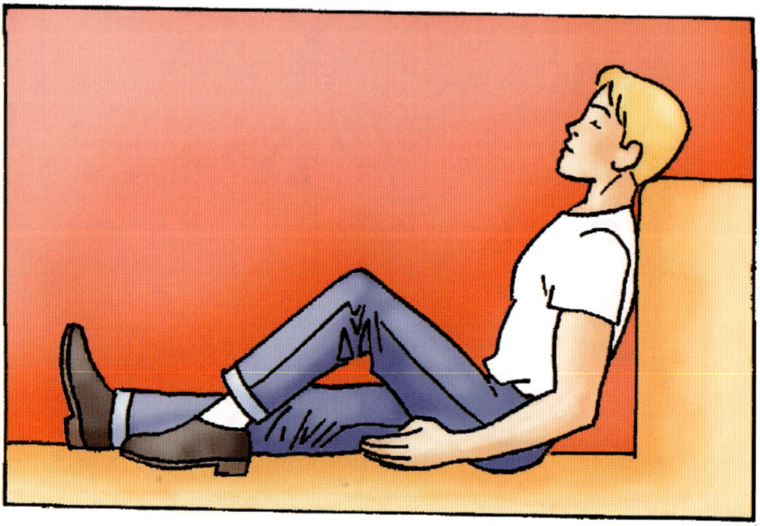

En cas de détresse respiratoire, placez la victime en position demi-assise.

Le feu

Pourquoi ?

Près de 250 000 incendies domestiques sont enregistrés chaque année en France. Ils provoquent de nombreux décès et sont responsables de séquelles physiques, respiratoires et traumatiques.

En premier lieu, on retrouve les brûlures : entre 300 000 et 400 000 cas par an, dont plus de 20 000 nécessitent une hospitalisation.

Des lésions pulmonaires dues à l'inhalation des fumées sont retrouvées chez de nombreux survivants et provoquent des maladies chroniques respiratoires (bronchite chronique, emphysème, insuffisance respiratoire chronique, ...).

Une situation à haut risque

L'incendie de nuit est particulièrement meurtrier car le feu se déclenche pendant que tout le monde dort. Le feu couve pendant plusieurs heures avant que les flammes n'apparaissent. Mais, pendant ce temps, les fumées, très toxiques, se propagent et asphyxient les victimes endormies. Il suffit d'un ou deux kilos de combustible pour que les gaz de combustion tuent une famille entière.

D'après le site www.sante.gouv.fr

Comment l'éviter ?

Afin d'éviter tout incendie, tant dans la cuisine que dans le reste de l'appartement, des règles de base sont à respecter.

Une fois la cuisson terminée, il ne faut jamais laisser une casserole sur la cuisinière allumée. Le feu peut prendre dans la casserole rapidement. Il est également dangereux de cuisiner alors que l'on fait autre chose : discussion avec des amis, ménage, etc. La distraction ou la négligence peuvent provoquer un incendie.

Par ailleurs, les appareils, tels le lave-vaisselle, la machine à laver ou encore le sèche-linge sont mis en marche lorsque l'on s'absente ou même la nuit. En cas de problème (début d'incendie, rupture de conduite d'eau), on ne peut pas intervenir à temps.

Veillez à ce que l'installation électrique soit en bon état. Ne surchargez pas les circuits sur une même prise. Faites entretenir régulièrement vos installations d'électricité et de gaz.

Attention !

Tous les appareils électriques sans exception doivent être considérés comme potentiellement dangereux. Ils sont responsables d'un incendie sur trois !

Dans la cuisine, faites particulièrement attention à l'huile sur le feu, au grille-pain ainsi qu'à tous les appareillages.

Ne stockez pas de cartons, de papier, ni de produits inflammables (alcool, essence), à côté d'une source de chaleur telle qu'une cuisinière.

Conseil

Ne laissez jamais d'allumettes ni de briquets à portée des enfants.

Sensibiliser les enfants à la sécurité incendie

Les enfants doivent apprendre un jour à craquer une allumette, à la jeter au bon endroit, à utiliser un briquet, à éteindre une bougie. Tant qu'ils ne sont pas en mesure de faire cet apprentissage, mettez hors de leur portée les allumettes et les briquets.

Interdisez également aux plus grands l'usage des pétards dans la maison, y compris sur le balcon, dans le jardin ou dans le garage. Les pétards sont particulièrement dangereux : risque d'explosion dans la main, inflammation des vêtements, début d'incendie dans une pièce close.

D'après le site www.sante.gouv.fr

Que faire ?

En cas de feu dans une poêle

Feu dans une poêle ou dans une casserole

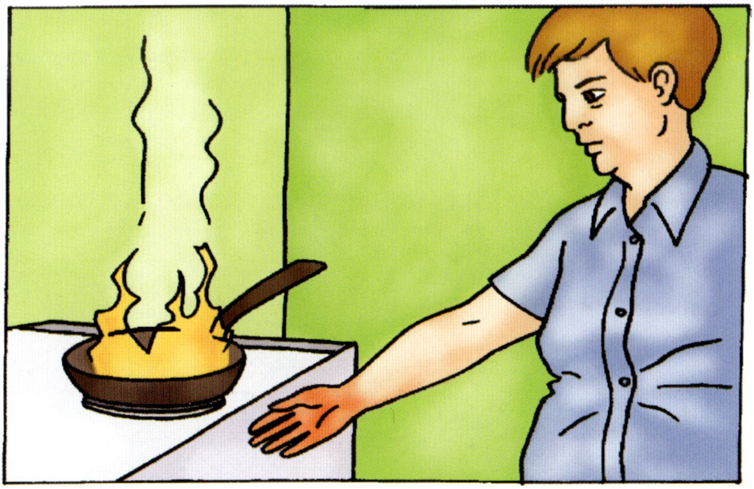

En cas de poêle ou de casserole en feu, recouvrez les flammes avec un linge humide ou un couvercle plus large que la poêle ou la casserole.

Gardez votre calme et appelez les sapeurs-pompiers (18).

Surtout ne jetez pas d'eau sur de l'huile en feu.

Recouvrez les flammes avec un linge humide ou un couvercle plus large que le plat.

Éteignez le gaz avant de poser le linge ou la couverture sur la poêle ou la casserole qui brûle et laissez-la refroidir avant de la retirer.

En cas de feu dans l'appartement

Si vous ne contrôlez pas le feu dans les premières minutes, n'insistez pas, allez vous mettre à l'abri. Si vous êtes près de la sortie ou à un étage inférieur au feu, sortez.

Comment colmater une porte

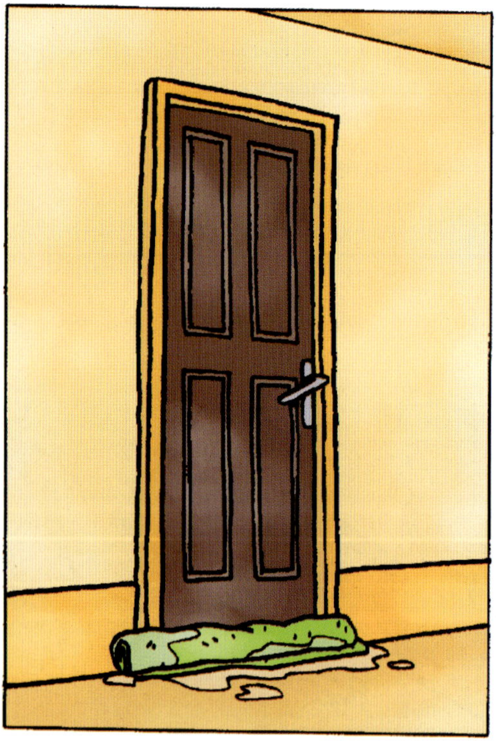

En cas d'incendie, si de la fumée commence à passer sous la porte, colmatez-la avec des linges mouillés, puis arrosez la porte.

Comment signaler sa présence aux secours

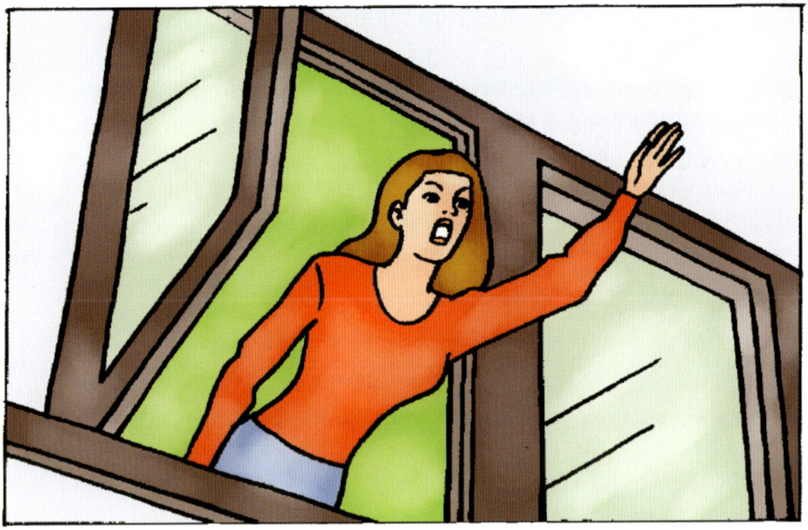

Si vous ne pouvez pas sortir de la pièce, attendez les secours en vous manifestant à une fenêtre.

Si vous êtes enfermé dans votre appartement, fermez la porte de la pièce enflammée. Si la fumée commence à passer sous la porte, arrosez-la, colmatez-la avec des linges mouillés.

Si la fumée envahit la pièce, rampez au sol sous les fumées et couvrez-vous le nez et la bouche avec un mouchoir humide.

Les détecteurs de fumée

La présence de détecteurs-avertisseurs de fumée autonomes est particulièrement efficace. Ils réduisent de 90 % le risque de décès chez les jeunes enfants lors des incendies car les parents, alertés très vite, ont le temps de les évacuer.

Dans de nombreux pays, les maisons sont équipées de ces détecteurs : 93 % des foyers sont équipés aux États-Unis, plus de 95 % en Norvège et en Suède.

D'après le site www.sante.gouv.fr

En cas de feu sur une personne

Attention !

Une victime dont le vêtement est enflammé ne doit jamais courir. Sinon le mouvement d'air propagera le feu sur elle.

Si le feu est sur vous, roulez-vous par terre.

Si vous voyez le feu sur une personne, roulez-la dans une couverture ou un vêtement.

Protégez votre visage avec vos mains.

N'essayez pas d'enlever des vêtements brûlés qui collent à la peau.

Mettez-vous à genoux pour vous allonger par terre.

Appelez les secours : les sapeurs-pompiers (18) ou le SAMU (15).

Le plus tôt possible, arrosez la victime, pendant au moins 5 minutes, pour refroidir les éventuelles brûlures (*cf.* Les brûlures). Cela évite à la brûlure de se propager plus profondément et cela calme la douleur. Recouvrez ensuite d'un tissu propre.

L'équipement anti-feu personnel

Les petits extincteurs domestiques sont pratiques, mais, en raison de leur faible contenance, ils ne sont efficaces qu'au début d'un incendie. Il est conseillé de lire leur mode d'emploi au calme, n'attendez pas le jour de l'incendie !

Une couverture anti-feu, à garder dans la cuisine, est également très utile. Elle permettra d'étouffer un début d'incendie.

D'après le site www.sante.gouv.fr

L'intoxication alimentaire

Pourquoi ?

Les intoxications peuvent être d'origine alimentaire ou dues à des toxines. Dans tous les cas, il faudra rechercher la cause de l'intoxication, afin d'adapter la conduite à tenir. Parfois, elles concernent plusieurs personnes et constituent une toxi-infection collective.

Deux groupes de bactéries sont responsables de ces intoxications :

- l'un se développe dans les aliments mal cuits, dans les crèmes et dans les plats réchauffés. Les signes apparaissant 4 heures après le repas : fièvre, vomissements et douleurs abdominales ;
- l'autre groupe est présent dans les aliments souillés. Les signes, essentiellement des diarrhées, apparaissent entre 12 et 24 heures après la contamination.

Un autre type d'intoxication existe. Il s'agit de la toxine botulique qui se développe dans des conserves mal cuites ou dans des fromages. Elle provoque des troubles digestifs ainsi que des troubles neurologiques (troubles de la déglutition et/ou visuels). Cette intoxication grave peut conduire à la mort par paralysie des muscles respiratoires.

Attention !

La toxine botulique se développe dans des conserves mal cuites ou dans des fromages. Vérifiez bien l'état des boîtes de conserve avant de les consommer et, surtout, ne gardez que quelques mois les conserves faites maison.

Comment l'éviter ?

Pour éviter les intoxications alimentaires, vous devez prendre toutes les précautions ! Organisez vos courses et gérez avec précaution le contenu de votre réfrigérateur.

Parmi les principales précautions à prendre, il faut :

- respecter la chaîne du froid... Ne jamais recongeler un produit surgelé qui a commencé à décongeler !
- lire les étiquettes et respecter les dates limites de consommation ;
- éviter les viandes et les poissons lorsqu'ils ont séjourné trop longtemps hors du réfrigérateur ;
- laver soigneusement les fruits, légumes et salades avant leur consommation ;
- bien décongeler les viandes avant de les cuisiner ;
- se méfier des champignons. Ne consommer que ceux que vous connaissez ;
- ne pas consommer le contenu d'une boîte de conserve qui présente un aspect suspect (couvercle bombé, odeur inhabituelle), surtout s'il s'agit d'une conserve familiale.

Et bien sûr, il faut se laver les mains avant de préparer les repas. Trop d'infections alimentaires surviennent par manque d'hygiène : « la maladie des mains sales ». Habituez-vous, ainsi que vos enfants, à vous laver les mains avant chaque repas.

Les produits frais

Sur l'emballage des produits frais sont inscrites obligatoirement la date limite de consommation, les conditions de conservation. Ces précieuses indications garantissent la fraîcheur du produit.

Veillez bien à ne pas rompre la chaîne du froid des produits surgelés, en particulier en été, lors de leur transport.

Attention aux produits très frais

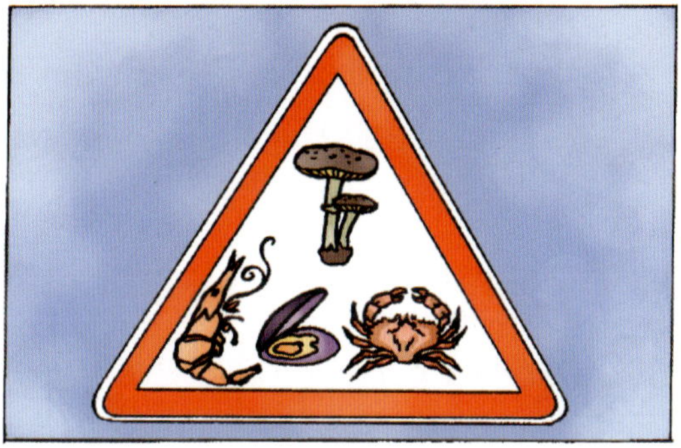

Certains produits frais, particulièrement fragiles, ne se conservent pas au-delà de 2 ou 3 jours.

Que faire ?

Les intoxications alimentaires sont dues à la consommation d'aliments contaminés, comme nous l'avons vu.

Les signes les plus fréquents sont : nausées et vomissements, douleurs abdominales, diarrhée et fièvre. Ces signes peuvent apparaître à des moments variables après l'absorption de l'aliment contaminant : de 1 heure environ à 24 heures.

En cas de troubles, vous devez consulter au plus vite votre médecin traitant. En attendant les secours :

- allongez la victime et conservez les vomissements pour les présenter à votre médecin ;
- en cas d'intoxication par les champignons, conservez-les pour qu'ils puissent être identifiés.

Attention !

Pour les jeunes enfants, une déshydratation peut faire suite à une intoxication alimentaire mal traitée. Plus l'enfant est petit, plus le danger est grand !

En cas d'automédication, ne continuez pas au-delà de 24 heures de persistance de ces signes. Consultez votre médecin traitant.

Les dangers de l'automédication

Près de 85 % des Français sont concernés ! Pourquoi ? La diffusion des informations médicales dans les médias favorise l'automédication.

Le « ça va passer tout seul » et/ou le « je n'ai pas le temps ! » la justifient plus que le manque d'argent pour consulter un médecin. Cependant, l'automédication n'est pas sans danger :

- retard de diagnostic ;
- résistance au traitement (usage des antibiotiques) ;
- interaction avec un traitement en cours ;
- erreur de dosage (particulièrement chez les enfants) ;
- effets secondaires ;
- etc.

Dans la salle de bains

2

La noyade

Pourquoi ?

Si le défaut de surveillance est une constante, en cas de noyade « domestique », plusieurs situations peuvent entraîner ce genre d'accidents :

- submersion dans une baignoire au moment où l'attention des parents se porte sur une autre activité (répondre au téléphone, problèmes de cuisine, etc.) ;
- emploi de matériel dit « de sécurité » mal conçu ou mal utilisé.

Le nombre de noyades à domicile lors d'accidents domestiques (baignoires) n'est pas totalement évalué, mais ce sont les enfants de moins de 5 ans qui sont touchés le plus par ce type d'accidents. Il est en effet à noter qu'un bébé peut se noyer dans quelques centimètres d'eau.

Conseil

Le tapis de bain antidérapant, placé au fond de la baignoire ou de la douche, évite la noyade dans la baignoire chez le tout-petit et la fracture chez les seniors.

Comment l'éviter ?

Avant de donner le bain à votre bébé, quelques précautions sont indispensables :

- prévoyez de ne pas répondre au téléphone ou à la sonnette de la porte d'entrée ;

- évitez de trop remplir la baignoire, un bébé peut se noyer dans 20 cm d'eau ;
- prêtez attention aux accessoires que vous utilisez comme les sièges de bain…

Dans la mesure du possible, bloquez l'accès de la salle de bains aux jeunes enfants à l'aide d'un loquet (ou d'un verrou) posé à l'extérieur et à hauteur d'un adulte.

Le matériel pour bébés : des normes strictes

Les sièges de bain n'assurent pas une sécurité totale, alors ne laissez pas bébé seul, même s'il est dans son siège. Un accident est si vite arrivé !

Entre 0 et 6 mois, les transats de bain sécurisent le bain du tout-petit, le maintiennent confortablement et permettent à bébé de barboter en toute sécurité.

Dans tous les cas, et pour tous les matériels, exigez la norme NF (norme française).

Que faire ?

Si l'enfant est inconscient et ne respire plus

Vérifiez l'absence de réactions aux deux premières insufflations par le bouche-à-bouche, puis débutez immédiatement le massage cardiaque en alternance avec le bouche-à-bouche (*cf.* figure p. 33) ou le bouche-à-bouche et nez (*cf.* figure p. 105), s'il s'agit d'un petit bébé. Dans le même temps, faites donner l'alerte et appelez le SAMU (15). En l'absence de témoin, partez donner l'alerte uniquement après avoir pratiqué 1 minute de réanimation. Poursuivez la réanimation jusqu'à la reprise de la respiration spontanée ou jusqu'à l'arrivée des secours.

Conseil

En l'absence de réaction, après les deux insufflations initiales, débutez immédiatement la réanimation cardio-pulmonaire (massage cardiaque plus bouche-à-bouche).

Si l'enfant est inconscient et respire

Basculez prudemment la tête en arrière.

Mettez le sujet en position latérale de sécurité (*cf.* ci-dessous).

Donnez l'alerte, appelez le SAMU (15).

Surveillez la respiration de manière rapprochée jusqu'à l'arrivée des secours.

Si l'enfant est conscient

Déshabillez-le, ôtez-lui ses vêtements mouillés et réchauffez-le à l'aide d'une couverture en le frictionnant prudemment.

Surveillez-le jusqu'à l'arrivée des secours.

La position latérale de sécurité

Libérez les voies aériennes

Technique de la bascule de la tête en arrière (1)

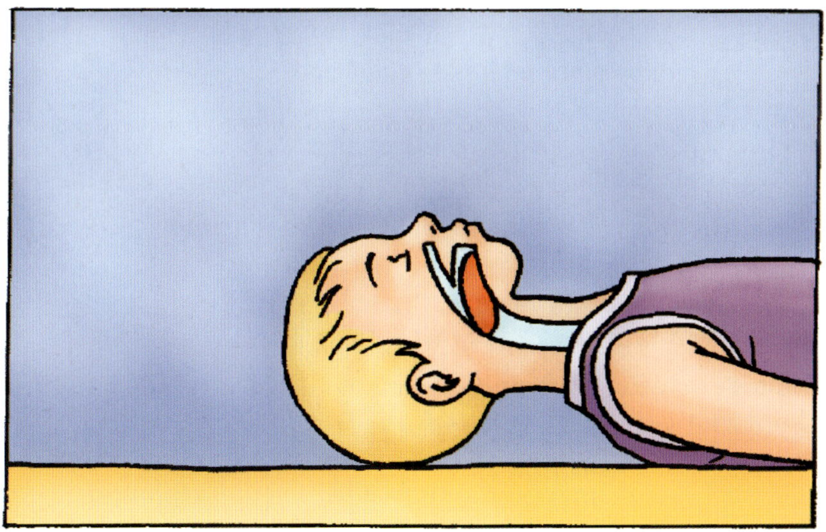

La bascule de la tête en arrière et l'élévation du menton sont nécessaires car la langue obstrue les voies aériennes chez l'enfant inconscient laissé sur le dos.

Technique de la bascule de la tête en arrière (2)

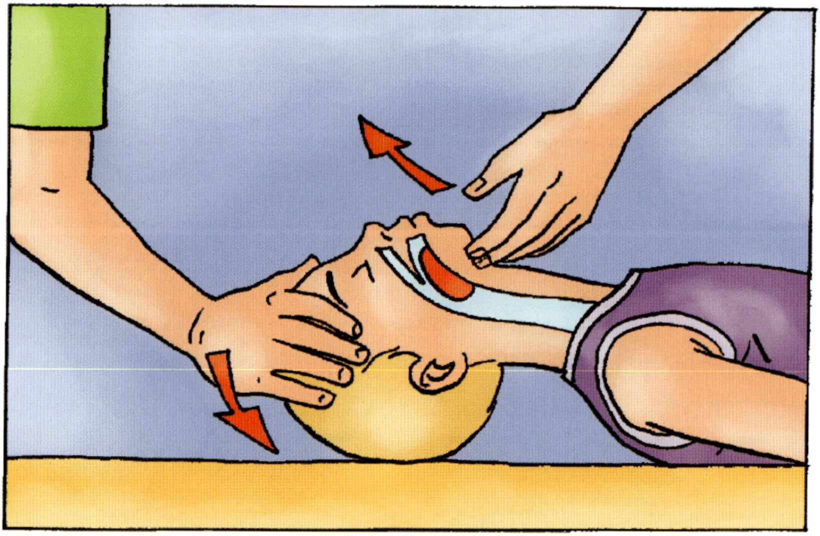

La bascule de la tête en arrière et l'élévation du menton entraînent la langue qui se décolle du fond de la gorge et permet le passage de l'air.

Desserrez rapidement ce qui peut gêner la ventilation.
Basculez prudemment la tête de l'enfant en arrière.
Vérifiez qu'il respire en vous penchant au-dessus de sa bouche.
Ouvrez-lui la bouche avec la main qui tient le menton.
Retirez tout corps étranger visible à l'intérieur de la bouche.

Placez la victime sur le côté, en position latérale de sécurité (PLS)

Préparez le retournement de la victime

Agenouillez-vous à côté de la victime et assurez-vous que ses deux jambes sont bien alignées.

Placez son bras le plus proche de vous à l'angle droit de son corps. Pliez ensuite son coude tout en gardant la paume de sa main tournée vers le haut.

Technique de la position latérale de sécurité (1)

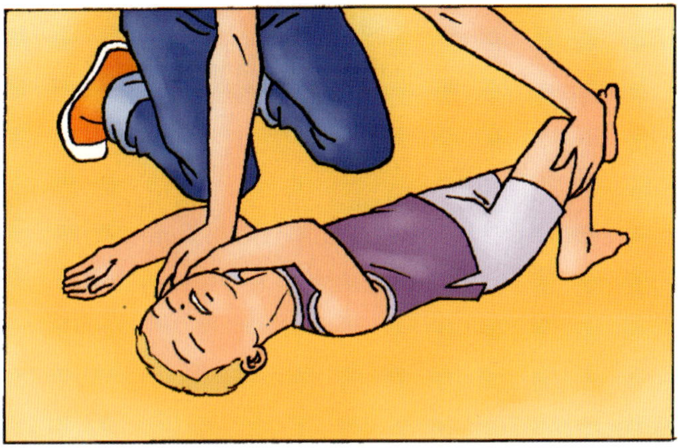

Saisissez la main et le genou de la victime avant de la retourner lentement.

Munissez-vous de prises solides pour retourner la victime

Saisissez le bras opposé de la victime, placez le dos de sa main contre sa joue.

Avec l'autre main, attrapez la jambe opposée, juste derrière le genou, la relever tout en gardant le pied au sol.

Technique de la position latérale de sécurité (2)

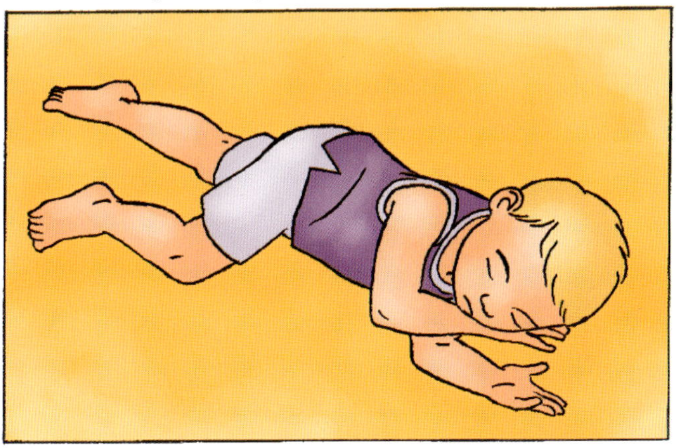

Mise en position latérale de sécurité : après le retournement, la victime est stabilisée.

Retournez la victime

Gardez la main pressée contre sa joue.

Appuyez sur la jambe afin de faire rouler la victime de façon continue et prudente.

Stabilisez et surveillez la victime

Ajustez la jambe située au-dessus afin que la hanche et le genou soient à angle droit par rapport au corps de la victime.

Ramenez la tête de la victime en arrière pour maintenir la liberté des voies aériennes.

L'électrisation

Pourquoi ?

Les accidents dus à l'électricité sont relativement fréquents en France. On estime leur nombre à plusieurs milliers par an, mais cette estimation est imprécise car ils ne donnent pas tous lieu à une consultation médicale ou à une hospitalisation, en particulier lorsqu'ils surviennent en milieu domestique.

Leurs conséquences sont variées, allant de brûlures (externes ou internes dues à l'arc électrique) à une insuffisance rénale à distance de l'accident ou à l'arrêt cardiaque en fonction de l'intensité de l'électrisation. Il ne faut jamais négliger les possibles effets à distance d'une brûlure électrique.

Appareils électriques : attention danger !

Le sèche-cheveux, le rasoir électrique ou l'épilateur sont à l'origine de nombreux accidents. Débranchez-les toujours après usage et ne les laissez jamais à la portée des jeunes enfants. Bien évidemment, si vous avez les mains mouillées, évitez d'utiliser un appareil électrique !

Évitez également de faire fonctionner un chauffage d'appoint non protégé dans votre salle de bains. Les règles dans l'aménagement des salles de bains sont devenues très strictes. Renseignez-vous auprès d'un professionnel agréé.

D'après le site www.sante.gouv.fr

Comment l'éviter ?

Faites installer des prises électriques à éclipse dont les orifices sont fermés en permanence.

Si vous utilisez des caches-prises, utilisez plutôt des caches-prises à ventouse ou à clé, qu'un jeune enfant ne saura pas retirer.

Faites vérifier votre installation par des professionnels agréés, les disjoncteurs différentiels à haute sensibilité, qui sont obligatoires, apportent une réelle sécurité.

Ne laissez jamais de rallonge électrique branchée et non raccordée à un appareil. L'enfant risquerait de le porter à sa bouche et de se brûler gravement.

N'achetez que du matériel comportant la marque NF.

Les normes électriques

Pour éviter les brûlures ou les électrocutions avec les prises électriques, celles-ci doivent être conformes aux normes électriques « NF électricité ». Si vous habitez un logement ancien non rénové, l'installation électrique peut révéler quelques dysfonctionnements et les prises électriques ne répondent pas en général aux normes en vigueur.

Les prises doivent désormais être à éclipse ou protégées par les caches-prises efficaces. Les emplacements des prises sont également réglementés. Renseignez-vous auprès d'un professionnel agréé.

D'après le site www.sante.gouv.fr

Que faire ?

Ne touchez pas la victime tant qu'elle est au contact avec la source de courant électrique.

Coupez immédiatement le courant : débranchez l'appareil électrique à l'origine de l'accident ou, si l'enfant a mis ses doigts dans une prise de courant, coupez l'arrivée de courant au disjoncteur.

Attention !

Attention ! Si le sol est mouillé, prenez toutes les précautions afin de ne pas être en contact avec la victime tant que le courant n'a pas été coupé.

Si l'enfant est en arrêt cardio-respiratoire, pratiquez alternativement la ventilation artificielle et le massage cardiaque externe jusqu'à l'arrivée des secours. Pour cela, vous alternerez l'insufflation par le bouche-à-bouche toutes les 5 compressions thoraciques.

La réanimation cardio-pulmonaire

Elle concerne les adultes et les enfants de plus de 8 ans.

La victime ne parle pas et ne respire pas

Appelez immédiatement « à l'aide » (ainsi un témoin pourra aller alerter les secours).

Basculez prudemment la tête de la victime en arrière et élevez le menton.

Appréciez la respiration.

La victime ne respire pas, ni le ventre, ni la poitrine de la victime ne se soulève, aucun bruit n'est entendu et aucun souffle n'est perçu.

Assurez-vous que l'alerte a été donnée au SAMU (15).

Pratiquez immédiatement 2 insufflations par le bouche-à-bouche, chaque insufflation entraînant un soulèvement de la poitrine.

La victime ne réagit pas aux insufflations

Pratiquez immédiatement un massage cardiaque externe associé à une ventilation artificielle.

Réalisez 15 compressions de la poitrine dans la moitié inférieure du sternum à une fréquence de 100 par minute.

Compression de la poitrine dans la moitié inférieure du sternum

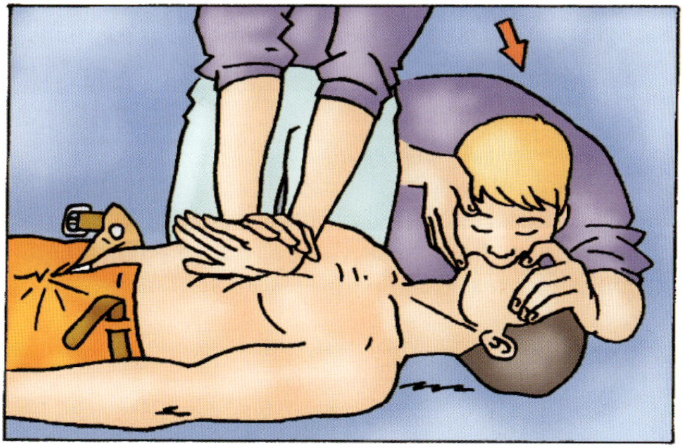

Réalisez 15 compressions thoraciques pour 2 insufflations à une fréquence de 100 appuis sternaux par minute.

Après les 15 compressions du sternum, replacez la tête de la victime en arrière, élevez le menton et réalisez 2 insufflations efficaces.

Replacez sans délai vos mains dans la moitié inférieure du sternum et réalisez 15 nouvelles compressions de la poitrine. Continuez ainsi en alternant 15 compressions et 2 insufflations jusqu'à l'arrivée des secours.

Technique du bouche-à-bouche (1)

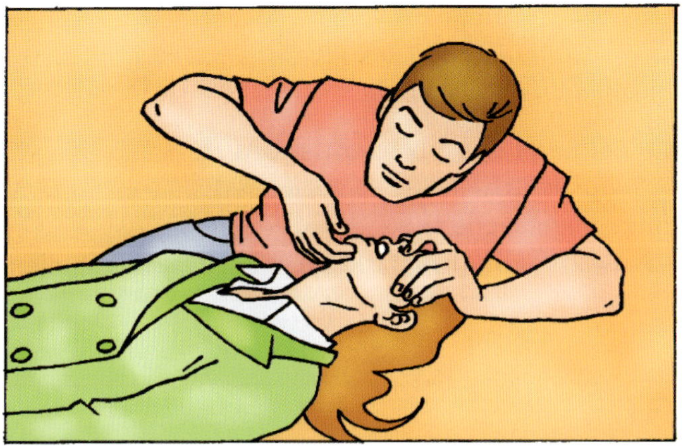

Bascule de la tête en arrière.

Pour réaliser un bouche-à-bouche :

- avec la main gauche placée sur le front, maintenez la tête basculée prudemment en arrière ;
- avec l'autre main, maintenez le menton en le tirant vers le haut ;
- obstruez le nez de la victime en le pinçant entre le pouce et l'index de la main placée sur le front ;

Technique du bouche-à-bouche (2)

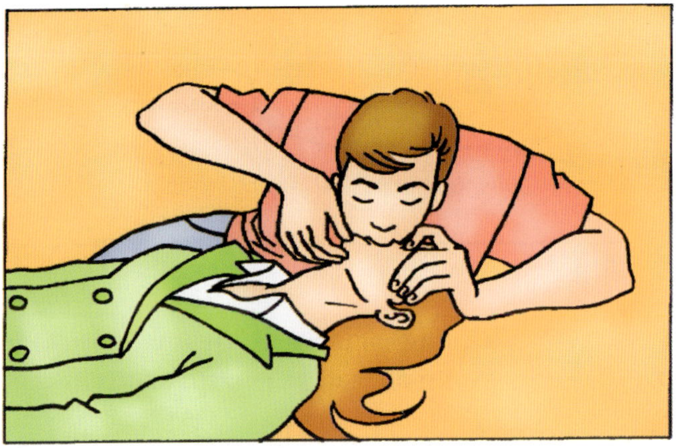

Appliquez votre bouche sur celle de la victime, puis soufflez de façon progressive.

- après avoir inspiré sans excès, appliquez votre bouche largement ouverte autour de la bouche de la victime en appuyant fortement pour éviter toute fuite ;
- insufflez progressivement pour que la poitrine de la victime se soulève.

Pour réaliser le massage cardiaque externe :

- placez la victime en position horizontale, sur le dos, sur un plan dur (sol) ;
- placez-vous à genoux près d'elle ;
- dénudez-lui la poitrine.

Technique du massage cardiaque externe chez l'adulte

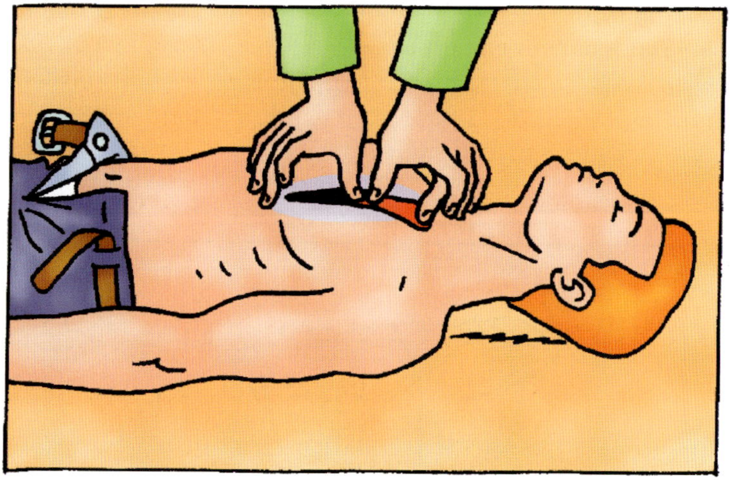

Avant de débuter le massage cardiaque, repérez la zone d'appui idéale.

Pour déterminer la zone d'appui, procédez de la façon suivante :

- repérez, de l'extrémité du majeur, le creux situé en haut du sternum à la base du cou ;
- du majeur de l'autre main, repérez le creux où les côtes se rejoignent (en bas du sternum) ;
- déterminez le milieu du sternum ;
- appuyez le « talon » de la main sur le haut de la moitié inférieure du sternum ;
- l'appui sur le thorax doit se faire sur le sternum, strictement sur la ligne médiane, jamais sur les côtes ;
- placez l'autre main au-dessus de la première, en entrecroisant les doigts des deux mains ;
- réalisez des compressions sternales successives, de 4 à 5 cm, en poussant vers le bas et en restant bien vertical par rapport au sol pendant toutes les manœuvres, bras tendus.

La fréquence des compressions sternales doit être de 100 par minute associées à 8 à 10 insufflations efficaces.

Intercalez 2 insufflations toutes les 15 compressions du sternum.

Continuez jusqu'à l'arrivée des secours.

Le massage cardiaque chez l'enfant

Chez les petits, les techniques de réanimation cardio-pulmonaires sont différentes.

Technique du massage cardiaque externe chez l'enfant

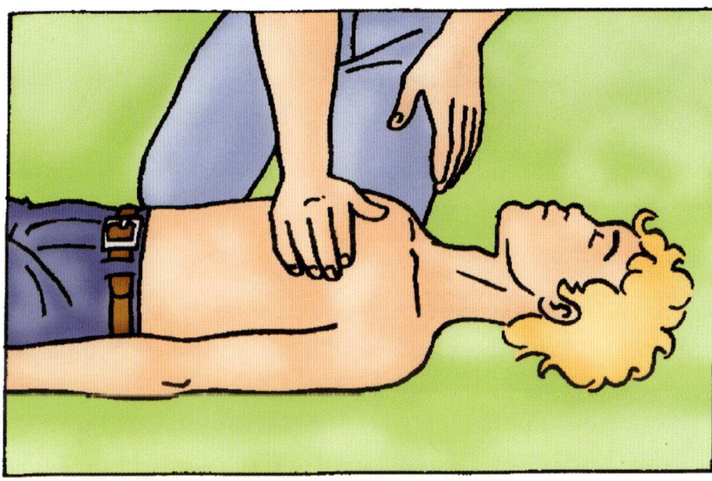

Réalisez le massage avec un seul bras.

Chez l'enfant entre 1 et 8 ans, les compressions thoraciques sont réalisées avec un seul bras.

La fréquence des compressions sternales doit être de 100 par minute associées à 8 à 10 insufflations efficaces.

Intercalez une insufflation toutes les 5 compressions du sternum.

Chez le nourrisson de moins de 1 an

Technique du massage cardiaque externe chez le nourrisson

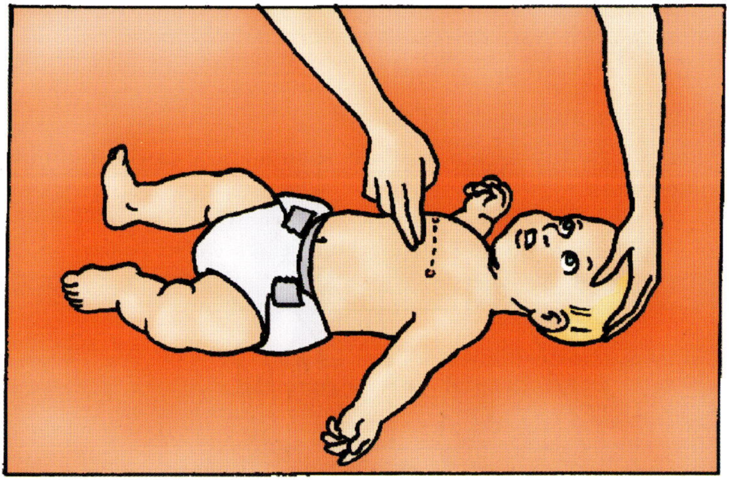

Réalisez le massage avec deux doigts.

Les compressions thoraciques sont réalisées avec deux doigts.

La fréquence des compressions sternales doit être de 100 par minute associées à 8 à 10 insufflations efficaces.

Intercalez une insufflation toutes les cinq compressions du sternum.

Le massage cardiaque est réalisé en alternance avec le bouche-à-bouche (*cf.* figure p. 33) ou le bouche-à-bouche et nez (*cf.* figure p. 105), s'il s'agit d'un petit bébé. Dans le même temps, faites donner l'alerte et appeler le SAMU (15).

Poursuivez la réanimation jusqu'à la reprise de la respiration spontanée ou jusqu'à l'arrivée des secours.

Dans le salon
ou
la salle à manger

3

L'étouffement chez l'adulte

Pourquoi ?

L'obstruction brutale des voies aériennes peut survenir à tout âge, mais elle est plus fréquente chez l'enfant ou la personne âgée.

Le mouvement de l'air entre l'extérieur et les poumons est partiellement ou complètement empêché du fait d'une obstruction plus ou moins totale des voies aériennes supérieures. De ce fait, l'oxygène n'atteint pas les poumons en quantité suffisante et la vie de la victime est immédiatement menacée.

Comment l'éviter ?

Il est nécessaire de rappeler aux adultes (et surtout aux personnes âgées) la nécessité de manger doucement. Cela limite les risques de « fausse route » et c'est également meilleur pour leur digestion.

Il faut éviter les aliments qui exposent les seniors ou les jeunes enfants à la fausse route : gros morceaux de viande, légumes filandreux et collants (poireaux, etc.).

Conseil

Il est conseillé de faire manger en position assise un malade alité afin d'éviter tout problème de fausse route.

Que faire ?

La victime respire encore

Si la victime respire encore, il faut lui demander de tousser et ne rien faire d'autre. Dans ce cas, en effet, la victime conserve ses réflexes de sécurité : elle est capable d'expulser seule le corps étranger obstructif. Une intervention intempestive du sauveteur pourrait favoriser l'apparition d'une obstruction complète.

La victime ne respire plus

Si la victime ne respire plus ou s'arrête de respirer et de tousser, laissez-la dans la position dans laquelle elle se trouve.

Si possible, retirez tous les corps étrangers, débris alimentaires et prothèse dentaires de la bouche de la victime.

Préparez-vous à exécuter des tapes dans le dos. La victime se présente debout ou assise.

Technique de la désobstruction des voies aériennes chez l'adulte (1)

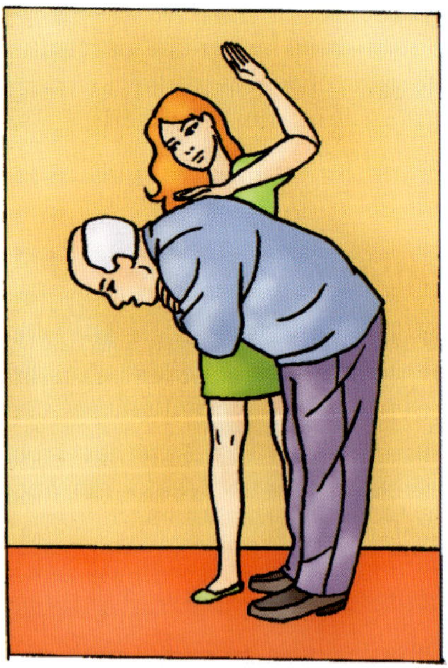

Donnez 5 tapes sèches dans le dos.

Placez-vous sur le côté et légèrement en arrière de la victime.

Soutenez son thorax avec une main et penchez-la suffisamment en avant.

Donnez-lui 5 tapes sèches dans le dos, entre les deux omoplates avec le plat de l'autre main ouverte.

Si les tapes dans le dos sont inefficaces, réalisez des compressions abdominales.

Technique de la désobstruction des voies aériennes chez l'adulte (2)

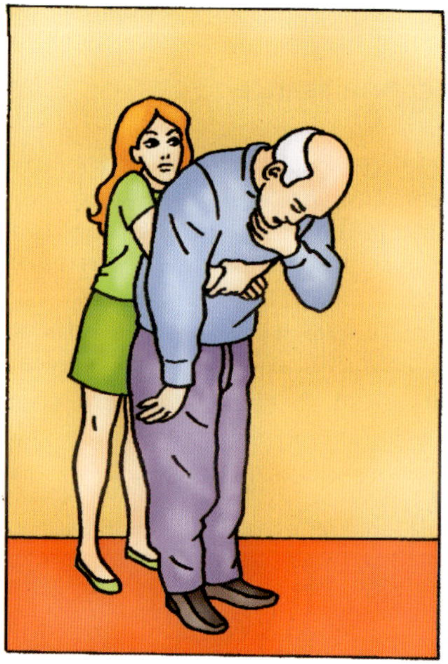

En l'absence d'efficacité des tapes dans le dos, pratiquez une compression abdominale.

Placez-vous derrière la victime, contre son dos, passez les bras sous les siens de part et d'autre de la partie supérieure de son abdomen.

Assurez-vous que la victime est bien penchée en avant pour que l'obstacle dégagé sorte de la bouche plutôt que de retourner dans les voies aériennes.

Mettez le poing sur la partie supérieure de l'abdomen, au creux de l'estomac, en-dessous du sternum. Ce poing doit être horizontal, le dos de la main tourné vers le haut.

Placez l'autre main sur la première, les avant-bras n'appuyant pas sur les côtes.

Tirez franchement en exerçant une pression vers l'arrière et vers le haut.

Répétez cette manœuvre jusqu'à 5 fois, si le corps étranger n'est pas délogé.

Si le corps étranger n'est pas rejeté, il peut être resté dans la bouche de la victime. Dans ce cas, il faut le rechercher et le retirer prudemment avec les doigts.

Si l'obstruction persiste malgré tout, réalisez à nouveau 5 tapes sèches dans le dos puis 5 compressions abdominales et ainsi de suite.

La victime perd connaissance

Conseil

Si la victime perd connaissance et la respiration spontanée ne repart pas, l'alerte au SAMU (15) doit être donnée le plus vite possible par un témoin en l'absence d'efficacité des gestes de désobstruction.

La perte de connaissance peut entraîner un relâchement des muscles autour du larynx et permettre à l'air de passer vers les poumons.

Quel que soit le moment, si la victime perd connaissance, réalisez la conduite à tenir devant un arrêt cardiaque : bouche-à-bouche et massage cardiaque.

Réanimation cardio-pulmonaire (1)

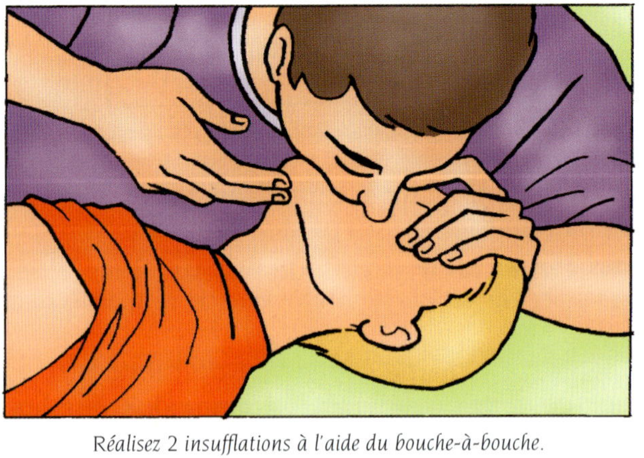

Réalisez 2 insufflations à l'aide du bouche-à-bouche.

Réanimation cardio-pulmonaire (2)

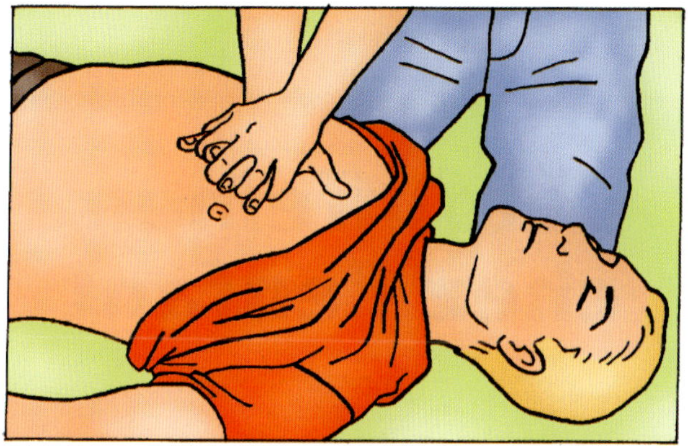

Réalisez 15 compressions puis 2 insufflations, et ainsi de suite jusqu'à l'arrivée des secours.

Si les gestes ont été efficaces (le corps étranger a été expulsé), il sera nécessaire d'obtenir l'avis de son médecin traitant afin de s'assurer qu'aucun morceau du corps étranger n'est resté dans les bronches. Dans ce cas, en effet, en l'absence de vérification, la victime pourrait présenter des signes infectieux pulmonaires à répétition, à distance de l'accident.

L'étouffement chez l'enfant

Pourquoi ?

L'étouffement du jeune enfant est un accident domestique fréquent. C'est la première cause de décès accidentel chez les enfants de moins de 5 ans !

Devant une obstruction brutale des voies ariennes par un corps étranger, deux conduites sont possibles en fonction de la situation. Si l'enfant respire spontanément, encouragez ses efforts de toux. Vous ne réaliserez pas d'autres gestes, sauf si la difficulté respiratoire s'aggrave et si un arrêt de la ventilation survient. Si l'enfant ne respire plus, il ne faut pas essayer de retirer le corps étranger de sa bouche, à l'aveugle, au risque de l'enclaver plus profondément. Il est préférable d'utiliser des techniques de désobstruction (*cf.* chapitre précédent).

Attention !

Près de 100 enfants meurent par étouffement accidentel chaque année en France. Bon nombre de ces décès pourraient être évités, si l'entourage connaissait les bons gestes à mettre en pratique pour leur venir en aide.

Comment l'éviter ?

Ne laissez pas traîner n'importe où de petits objets, susceptibles d'être avalés par de jeunes enfants et qui représentent un risque potentiel d'étouffement : billes, perles, petits objets divers qui peuvent être facilement portés à la bouche et déglutis.

Conseil

Évitez de donner aux tout-petits des aliments qui présentent également un risque d'étouffement, comme les bonbons ou les cacahuètes.

Apprenez à vos enfants à manger doucement, cela limite les risques de « fausse route » et c'est également meilleur pour leur digestion.

Les risques existent dès le plus jeune âge : soyez vigilant !

Les attache-sucettes spéciales qui empêchent l'étouffement sont vendues dans les rayons ou boutiques de puériculture. Préférez-les aux chaînes ou autre bijou.

Remplacez, en priorité dans la chambre des enfants, les cordons de rideaux par des tiges rigides.

Les coffres à jouets (en bois, en plastique ou en osier) sont à proscrire dans la chambre des jeunes enfants. Ce sont des cachettes idéales pour les petits mais dangereuses pour eux car ils auront du mal à soulever leur couvercle.

Préférez les cagoules aux écharpes pour prévenir tout accident.

Dès que l'enfant est en mesure de comprendre, apprenez-lui que rien ne doit lui serrer la gorge.

D'après le site www.sante.gouv.fr

Que faire ?

Les tapes dans le dos

Réalisez 5 tapes dans le dos. Tenez l'enfant tête penchée en avant, pour que sa tête soit plus basse que son thorax. Pour un nourrisson, couchez-le sur le ventre à califourchon sur votre avant-bras.

Désobstruction des voies aériennes chez le nourrisson

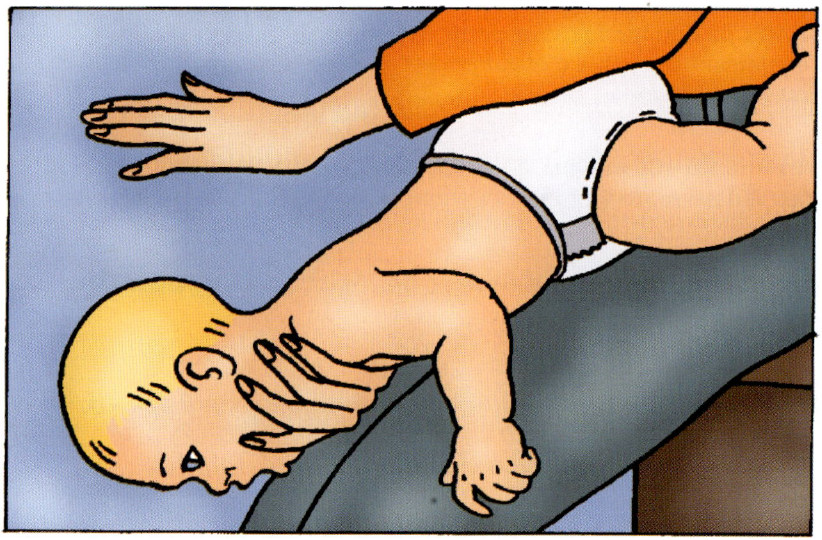

Donnez 5 claques dans le dos au nourrisson en train de s'étouffer.

Donnez-lui 5 tapes dans le dos, entre les deux omoplates, avec le plat de la main ouverte.

Si cette technique est inefficace, réalisez 5 compressions de la poitrine.

Les compressions de la poitrine

Tenez l'enfant couché, étendu sur le dos, tête penchée en arrière. Si c'est un nourrisson, couchez-le sur le dos, tête basse sur votre avant-bras.

Donnez-lui 5 compressions à la poitrine.

Compression de la poitrine chez le nourrisson

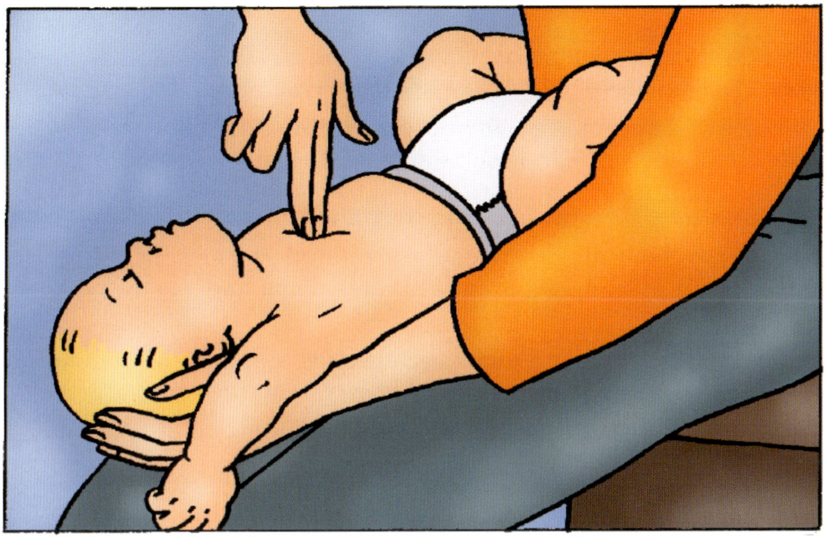

Réalisez la compression sur la partie inférieure du sternum.

Les compressions sont réalisées sur la partie inférieure du sternum, avec le talon d'une seule main chez l'enfant et avec 2 doigts chez le nourrisson.

Retirer le corps étranger de la bouche de l'enfant

Après les 5 tapes dans le dos et les 5 compressions de la poitrine, examinez la bouche de l'enfant.

Retirez délicatement tout corps étranger visible en plaçant les doigts en crochet et en le saisissant avec délicatesse.

Contrôlez sa respiration.

Surveiller la respiration

Si l'enfant respire, continuez à surveiller sa ventilation. Elle doit être régulière : au moins 12 à 15 par minute chez l'enfant et 20 à 25 par minute chez le nourrison.

Si les voies aériennes de la victime sont toujours obstruées, recommencez le cycle précédent en remplaçant cette fois les compressions de la poitrine par des compressions abdominales, comme chez l'adulte.

Répétez le cycle en alternant compressions de la poitrine et compressions abdominales.

Continuez jusqu'à obtenir une désobstruction des voies aériennes et la reprise d'une ventilation spontanée de l'enfant.

Pour un nourrisson (avant l'âge de 1 an)

Les compressions abdominales chez le nourrisson ne sont pas recommandées car elles peuvent entraîner une lésion des organes de l'abdomen.

Réalisez des cycles de 5 tapes sèches dans le dos et de 5 compressions de la poitrine seulement.

Continuez jusqu'à obtenir une désobstruction des voies aériennes et la reprise d'une ventilation spontanée du nourrisson.

Conseil

L'alerte au SAMU (15) doit être donnée le plus vite possible par un témoin, en l'absence d'efficacité des gestes de désobstruction.

Si les gestes ont été efficaces (le corps étranger a été expulsé), encore plus que chez l'adulte, il sera nécessaire d'obtenir l'avis de son médecin traitant afin de s'assurer qu'aucun morceau du corps étranger n'est resté dans les bronches. Dans ce cas, en effet, en l'absence de vérification, la victime pourrait présenter des signes infectieux pulmonaires à répétition, à distance de l'accident.

Les aliments à éviter chez les tout-petits

Bonbons de diamètre égal à une bille.

Cacahuètes, amandes, fruits séchés en général.

Viande coupée en trop gros morceaux.

Éviter les petites pâtes, le riz et la semoule avant 18-24 mois, en raison du risque de fausse route.

Le bris de vitres

Pourquoi ?

La chute dans une vitre ou un miroir peut être responsable d'une hémorragie grave, provoquée par un morceau de verre présent dans la plaie. Ici, la compression locale manuelle est impossible car on aggraverait la plaie en appuyant sur le morceau de verre.

Dans ce cas, qui ne représente qu'**une minorité de saignement**, on est obligé d'effectuer une compression à distance en appuyant sur l'artère qui apporte le sang au membre, ce qui permet d'arrêter l'hémorragie.

Comment l'éviter ?

N'utilisez pas d'escabeau ou d'échelle pour nettoyer vos vitres. Si vous êtes obligé de le faire, stabilisez l'objet avec l'aide d'un tiers.

Lorsque vous évoluez avec des objets encombrants et lourds dans l'appartement, évitez de placer des objets encombrants dans les lieux de passage ou retirez-les au préalable.

Pour éviter toute chute chez les personnes âgées qui ont du mal à se déplacer ou chez les tout-petits qui ont tendance à courir plus qu'à marcher, il est recommandé de recouvrir les surfaces glissantes (carrelage, parquets vitrifiés, etc.) de tapis antidérapants.

Conseil

Afin d'éviter de glisser, placez des coussins antidérapants sous les pieds des escabeaux mais aussi sous les tapis.

Que faire ?

Afin d'être efficace, allongez la victime et comprimez le vaisseau situé entre le cœur et le saignement, contre un plan dur osseux. Une fois débutée, cette compression sera maintenue jusqu'à l'arrivée des secours, à l'aide du pouce pour le membre supérieur et du poing pour le membre inférieur.

Hémorragie du membre supérieur

Technique de la compression à distance : plaie du membre supérieur

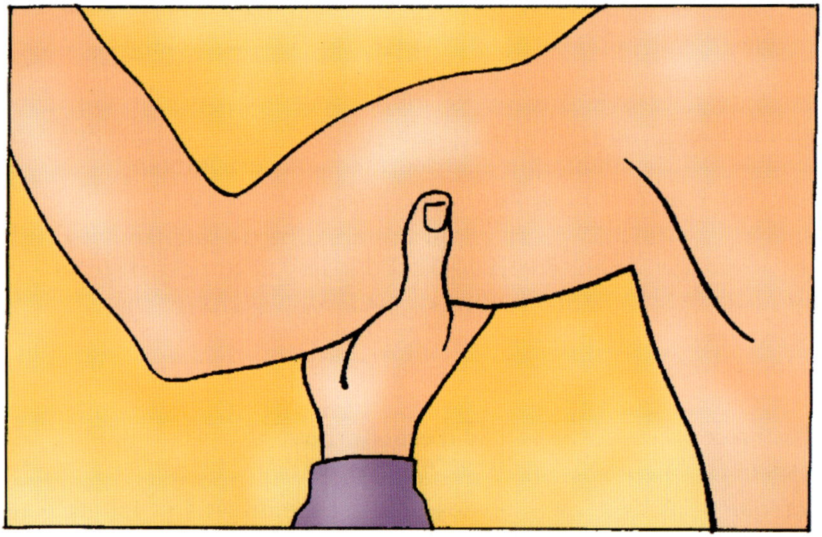

Compression sur la face interne du bras.

Comprimez l'artère qui descend le long de la face interne du bras à l'aide de votre pouce, en l'écrasant sur l'humérus (os du bras). Grâce à cette technique, on arrête ainsi toute hémorragie grave de la partie inférieure du bras.

Hémorragie du membre inférieur

Technique de la compression à distance : plaie du membre inférieur

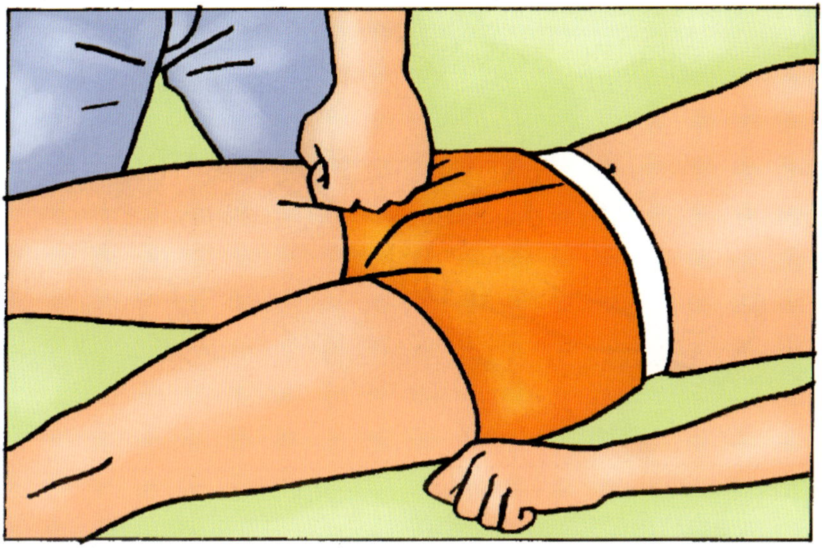

Compression de l'aine.

Comprimez l'artère du membre inférieur au pli de l'aine à l'aide du poing, en conservant le bras tendu, et en l'écrasant sur le fémur (os de la cuisse).

Grâce à cette technique, on arrête ainsi toute hémorragie grave de la cuisse et de la jambe.

Le garrot

Si vous êtes isolé et que vous devez donner l'alerte, la mise en place d'un garrot peut s'avérer nécessaire. En effet, le point de compression est impossible à maintenir du fait de la nécessité d'aller chercher des secours.

Le garrot est alors posé à la racine d'un membre (bras, cuisse). Utilisez un lien large et serrez fortement. Disposez le lien en double sous le membre blessé, alors que vous maintenez le point de compression. Passez votre main libre dans la boucle et saisissez l'une des extrémités pour la nouer avec l'autre.

Technique du garrot

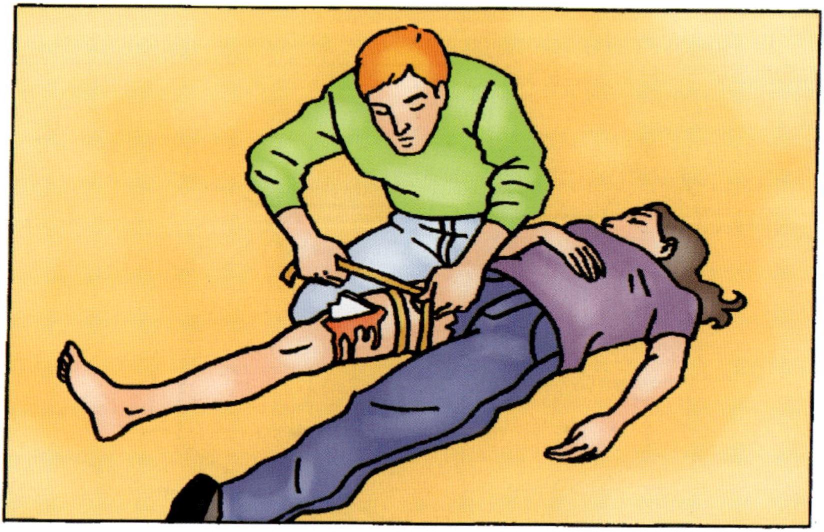

Mise en place d'un garrot à la racine du membre.

Il ne faudra jamais desserrer le garrot, seuls les secours sont autorisés à le retirer. De plus, il est indispensable de noter l'heure de sa pose afin que les secours soit au courant de la durée pendant laquelle le membre n'a pas reçu de sang.

En attendant les secours, couvrez la victime et rassurez-la.

Attention !

Aujourd'hui, le garrot doit être un dispositif d'arrêt des hémorragies EXCEPTIONNEL. Il met en péril, entre autres, la vie du membre où est posé le garrot et complique gravement la réimplantation en cas de membre sectionné.

Le traumatisme sur la table de salon

Pourquoi ?

La table de salon représente pour le tout-petit l'un des objets les plus dangereux de la maison.

Toute chute sur celle-ci peut se révéler grave et être un réel traumatisme crânien, pouvant provoquer des signes neurologiques : troubles de la motricité, de la sensibilité, de la conscience, etc.

Le risque de ce traumatisme est d'être ignoré et de se compliquer dans les heures, les jours qui suivent de signes neurologiques pouvant évoquer un accident grave.

Cet accident, très fréquent chez l'enfant, est néanmoins le plus souvent bénin. Il peut également survenir chez l'adulte après une chute.

Comment l'éviter ?

Le coin de table est l'accessoire indispensable pour éviter bien des pleurs aux petits, surtout pour ceux qui apprennent à marcher !

Sinon, il sera nécessaire de retirer la table le temps de l'apprentissage de la marche par l'enfant.

Les diverses protections sur le marché

Diverses protections existent sur le marché afin d'éviter de gros bobos :

- la barrière de sécurité, ouvrante ou fixe, permet de limiter l'accès aux pièces à « risque » (cuisine, escalier, etc.) ;
- le bloque-porte ou les anti-pince-doigts maintiennent la porte ouverte ou entrebâillée et évite les doigts coincés ;
- les coins autocollants se fixent sur les meubles pour les protéger des chocs ;
- le stop-tiroir empêche de prendre les tiroirs sur les pieds ou sur la tête.

Que faire ?

Alertez les secours le plus rapidement possible.

Une déformation ou un hématome peut être un signe évident de traumatisme crânien.

Néanmoins, il faut rechercher systématiquement les signes associés qui peuvent survenir à distance de tout traumatisme crânien :

- saignement de nez, d'oreille ;
- nausées et vomissements ;
- maux de tête ;
- troubles de l'équilibre ;
- perte de connaissance, même brève, qui peut survenir au moment de l'accident ou bien à distance.

Dans tous les cas, il est indispensable d'immobiliser la victime et d'éviter toute flexion ou rotation de la tête.

Maintien de la tête : traumatisme du dos, du cou et/ou de la tête

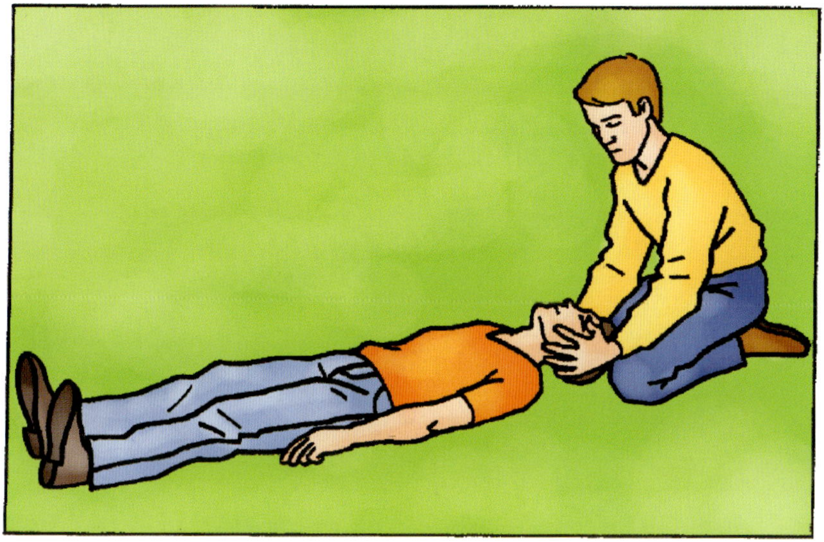

Maintenez la tête afin d'éviter toute lésion de la moelle épinière.

Maintenez la tête de la victime en plaçant vos mains à plat de chaque côté de sa tête.

Ce maintien permettra d'éviter tout mouvement de la colonne.

Devant tout trouble de la conscience, la victime sera mise sur le côté, en position latérale de sécurité (*cf.* figures p. 27).

À la suite de tout traumatisme crânien, il est indispensable de surveiller la victime dans les jours qui suivent. En effet, les signes d'accompagnement peuvent survenir plusieurs heures, voire plusieurs jours, après le traumatisme initial : il s'agit alors de l'intervalle libre.

Dans la chambre

4

L'intoxication médicamenteuse

Pourquoi ?

Les intoxications médicamenteuses sont dues à l'ingestion accidentelle ou volontaire de médicaments (tentative de suicide).

Les ingestions accidentelles sont, quant à elles, le plus souvent dues à la négligence des adultes, qui laissent les médicaments à la portée des enfants. Trop souvent, les médicaments sont à la portée de tous, n'oubliez pas qu'une dose adulte de certains médicaments peut tuer un enfant de moins de 5 ans. Comme les produits ménagers, les médicaments doivent être enfermés dans un endroit hors de portée des enfants !

Attention !

Ne laissez pas traîner les médicaments sur le lavabo.
Ils doivent être rangés dans un meuble hors de la portée des enfants.

Ingestion de médicaments par un enfant

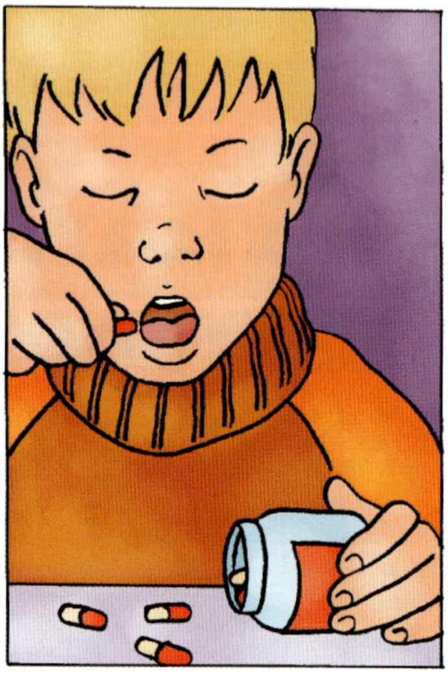

Attention de conserver les médicaments hors de portée des enfants.

Près de 350 personnes décèdent chaque année à la suite d'une intoxication médicamenteuse. Les principaux médicaments impliqués sont :

- les tranquillisants, à l'origine d'une intoxication par médicament sur trois ;
- les antidépresseurs ;
- les sirops et gélules destinés à combattre la toux des enfants ;
- les produits à usage externe, comme les pommades, les lotions, les gouttes nasales ou auriculaires.

Comment l'éviter ?

Ne laissez pas traîner sur la table de nuit les somnifères ou les tranquillisants des parents, ni même la bouteille de sirop (par exemple, antitussif) de l'enfant. Celui-ci peut très vite apprendre à ouvrir une boîte ou une bouteille et le goût de ces produits n'est pas repoussant…

Attention !

Les médicaments ont parfois la même couleur que des bonbons et sont une vraie tentation pour les tout-petits.

L'autre cas d'intoxication réside dans l'erreur dans les doses prises. Attention aux doses adultes données aux enfants mais aussi données aux personnes âgées.

Conseil

Un seul mot d'ordre :
un médicament pour un maux, un médicament pour une personne !

Les médicaments : attention danger !

Suivez strictement la prescription de votre médecin, tout en consultant attentivement la notice d'utilisation. Respectez les doses, les délais d'administration et la durée du traitement. Préférez les médicaments sous conditionnement spécifique de sécurité :

- plaquettes multi-alvéolaires plastifiées auto-soudées (blister) ;
- flacons-gouttes à versoir lent soudés, à retourner à 180° lors de leur utilisation ;
- flacons avec fermeture de sécurité (poussoir-dévisseur simultané).

Ne stockez pas les médicaments , rangez-les dans un lieu sûr. Ne présentez jamais un médicament à votre enfant comme une friandise au goût agréable. Cela reste un médicament, qu'il doit prendre parce qu'il est malade et qu'il doit guérir.

D'après le site www.sante.gouv.fr

Que faire ?

Chez l'enfant

Après l'ingestion accidentelle de médicaments, il est indispensable d'appeler le SAMU (15) afin de connaître les gestes à pratiquer.

Dans tous les cas, évitez de faire boire ou de faire vomir l'enfant.

En cas de trouble de la conscience de l'enfant, mettez-le en position latérale de sécurité (*cf.* figures p. 27).

En cas d'arrêt respiratoire, effectuez un bouche-à-bouche (*cf.* figure p. 33).

Surveillez la victime jusqu'à l'arrivée des secours.

Chez l'adulte

L'intoxication est le plus souvent volontaire (suicide) et les conséquences dépendent de la quantité ingérée et de la nature des produits.

Très souvent, la personne devient somnolente ou vomit. Dans ce cas, après avoir libéré les voies aériennes de la victime, placez celle-ci en position latérale de sécurité et alertez le SAMU (15).

Surveillez la victime jusqu'à l'arrivée des secours.

Prévenir les secours

Lorsque vous prévenez les secours, il est conseillé de donner les indications suivantes :

- le « pourquoi » de votre appel : « une personne qui a pris des médicaments » ;
- le numéro de téléphone d'où vous appelez ;
- la localisation précise du lieu où vous êtes : n°, rue, escalier, appartement, villa, digicode, etc.

Par ailleurs, précisez, quand vous les avez, les éléments suivants :

- le nom des médicaments ;
- la quantité ingérée ;
- l'absorption éventuelle d'alcool ou de drogue ;
- les troubles associés, en particulier ceux de la conscience.

Conseil

Le SAMU (15) ou les pompiers (18) vont vous poser des questions très précises, notamment sur l'identité et l'état de la victime.
Ne soyez pas étonné et restez précis dans vos réponses. Elles leur sont indispensables pour pouvoir adapter leur réponse en fonction de la gravité de l'intoxication.

L'intoxication par produit toxique

Pourquoi ?

La plupart des produits que nous utilisons, y compris les cosmétiques, comportent des substances dangereuses si elles sont avalées ou respirées ou si elles sont en contact avec les yeux, la bouche ou la peau. Il est bien sûr impossible de décrire toutes les intoxications possibles, mais on peut citer les cas les plus fréquents ou les plus graves rencontrés en pratique quotidienne.

Les signes de ces intoxications sont variables, mais quel que soit le produit ingéré, il est indispensable de demander l'avis d'un médecin (le plus souvent le SAMU (15) ou le centre antipoison). Sauf en cas d'absorption de produits non toxiques, une hospitalisation pour surveillance d'au moins 24 heures est souvent nécessaire.

L'enfant de 1 à 5 ans est le plus concerné par les intoxications : produits toxiques, médicaments (*cf.* p. 59), produits d'entretien (*cf.* p. 7), plantes (*cf.* p. 107), etc.

Comment l'éviter ?

La prévention passe d'abord par l'explication par les parents des dangers potentiels : interdire ne suffit pas, il faut expliquer. En effet, la connaissance d'un risque nous permet de réfléchir et de l'intégrer.

C'est pourquoi l'enfant doit être placé devant le risque et que celui-ci doit lui être expliqué par un adulte : c'est « la culture du risque » qui permet à l'enfant de grandir en sécurité.

Attention aux jouets !

Normalement, le vernis de certains jouets, comme les cubes en bois, ont une composition très surveillée. Vérifiez la provenance des jouets car les normes de sécurité ne sont pas les mêmes partout, en dépit des contrôles qualité et des normes ISO imposées à leurs sous-traitants par les grandes entreprises !

Travail dans les pays en voie de développement (normes, etc.)

Bien que les réglementations internationales se développent, les normes de sécurité ne sont pas appliquées de manière égale. Il est nécessaire de vérifier la provenance des produits que vous achetez (en particulier, s'ils proviennent de pays en voie de développement) car les normes de sécurité ne sont pas identiques partout !

Attention à la colle et aux substances en aérosols !

La colle inhalée et les substances en aérosols sont parfois dangereuses car certaines peuvent contenir des produits toxiques. Ces produits sont bon marché, et permettent aux jeunes d'y accéder très facilement. Une grande variété de solvants organiques sont également reniflés, comme le toluène, le trichloréthylène, le vernis à ongles et l'essence.

Les jeunes combinent parfois ces inhalations avec l'absorption d'alcool augmentant ainsi les effets. Délires, hallucinations, troubles de la conscience mais aussi détresse respiratoire avec crise d'asthme peuvent résulter de ce type d'utilisation.

Conseil

Une vigilance accrue des parents dans l'utilisation de ces produits est nécessaire. L'usage de ce type de produit est une véritable toxicomanie sur laquelle il est important d'agir vite.

Attention aux produits de beauté !

Le parfum

Ingestion de produits de beauté

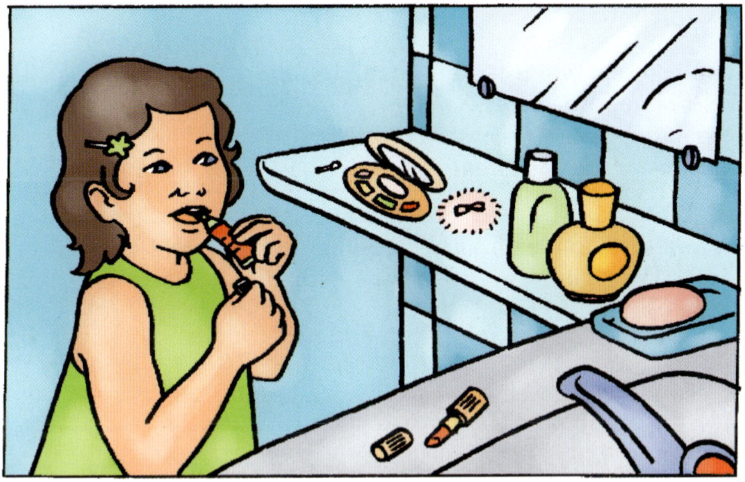

Beauté ne rime pas avec innocuité. Attention, ces produits sont toxiques.

L'ingestion par les enfants est fréquente. Le parfum représente les dangers principaux suivants :

- essence de parfum qui ne pose que rarement des problèmes ;
- mais surtout l'alcool contenu dans le parfum.

Cet alcool est la cause d'intoxication parfois sévère, allant même jusqu'à l'hospitalisation. En effet, les enfants sont bien plus vulnérables à l'intoxication par l'alcool qu'un adulte et le taux d'alcoolémie est dans leur cas bien supérieur à celui d'un adulte, ceci pouvant aboutir à un coma éthylique.

Conseil

Pour éviter de tenter les tout-petits, vérifiez que le bouchon est difficile à dévisser. Sinon, ne laissez pas les flacons de parfum à leur portée.

Le vernis à ongles

Le danger des vernis à ongles provient surtout des solvants qu'ils contiennent. Ces derniers sont à l'origine de graves troubles respiratoires (asthme, insuffisance respiratoire) quand ils sont ingérés en grande quantité.

Ces produits sont conditionnés dans des flacons de petite contenance, ce qui permet d'éviter une intoxication massive.

Les dissolvants

Responsables de nombreuses intoxications, les dissolvants sont l'un des cosmétiques les plus dangereux. Ils sont très dangereux chez l'adulte et bien plus chez l'enfant : ils peuvent provoquer des détresses respiratoires gravissimes par effet toxique direct sur le poumon.

Attention !

Tous les dissolvants peuvent provoquer des détresses respiratoires gravissimes, en particulier chez l'enfant !

Les rouges à lèvres, fards et poudres

Les rouges à lèvres ont une faible toxicité et provoquent de légers troubles gastro-intestinaux. Ils représentent donc un risque minime en cas d'ingestion.

Les fards et poudres sont peu toxiques, mais ils peuvent être irritants pour les voies respiratoires et même déclencher de véritables crises d'asthme.

Attention aux plantes d'intérieur !

Nombre de plantes d'intérieur et d'extérieur sont vénéneuses (*cf.* p. 107). Renseignez-vous avant d'acquérir une plante lorsque vous avez un tout-petit à la maison. Choisissez-la avec soin : évitez les plantes avec boules rouges (ou autre tentation) pour les plus jeunes. Ces derniers pourraient être tentés d'y goûter.

Placez les plantes hors de la portée des enfants, surtout pas dans leur chambre, ni dans le lieu où il joue !

Attention à tous les produits toxiques de la maison !

Il faut éviter de reconditionner les produits toxiques, en particulier dans les bouteilles d'eau minérale, de laisser ces produits sous l'évier à la portée des enfants. Comme nous l'avons dit, les produits toxiques sont responsables de nombreuses intoxications.

Les intoxications par produits ménagers

Elles représentent 25 % des intoxications entre 1 et 5 ans. Les déboucheurs de canalisation, l'eau de Javel concentrée ou les sels pour lave-vaisselle sont responsables d'accidents très graves : une toute petite quantité absorbée suffit à brûler le tube digestif profondément. Le plus souvent, c'est au moment de leur utilisation par les adultes que l'accident arrive. Dans 60 % des cas d'intoxications par l'eau de Javel, l'adulte avait versé le contenu du berlingot dans un récipient à usage alimentaire et laissé à portée de l'enfant.

D'après le site www.sante.gouv.fr

Comment éviter ces accidents domestiques ?

Aménagez dans chaque pièce un endroit, une étagère ou un placard fermé à clé, où vous pourrez entreposer, sans danger, les produits toxiques.

Chaque fois que vous utilisez un produit toxique, remettez-le à sa place habituelle et surtout dans son contenant habituel.

Gardez les médicaments dans une armoire à pharmacie, fermée et placée dans un endroit que les enfants ne peuvent pas atteindre.

Mettez hors de portée des enfants les produits d'entretien, si possible en hauteur. Sinon, fixez des blocs-portes et blocs-tiroirs sur les meubles bas de rangement.

Achetez les produits dangereux uniquement au moment où vous en avez besoin. Jetez leur emballage dans une poubelle, surtout pas au feu : un reste de produit peut suffire à déclencher une explosion ou un incendie.

Laissez les produits d'entretien, de jardinage ou de bricolage dans leur emballage d'origine : leur transvasement dans un récipient à usage alimentaire est l'une des premières causes d'intoxication par ingestion.

N'utilisez jamais deux produits chimiques simultanément ou successivement : par exemple, de la soude pour déboucher les toilettes et de l'eau de Javel. Les réactions chimiques des deux produits peuvent dégager des gaz toxiques.

Lisez attentivement le mode d'emploi avant d'utiliser un produit.

Conseil

En cas de doute sur un produit, informez-vous sur ses caractéristiques en appelant le service consommateurs du fabricant qui est indiqué sur l'étiquette. Les centres antipoison peuvent aussi vous fournir des explications sur les dangers de certains produits et les moyens de prévenir les accidents qu'ils peuvent provoquer.

Apprenez à reconnaître les pictogrammes de danger (*cf.* p. 153). Il existe de nombreuses brochures reproduisant les pictogrammes de danger. Les afficher dans la cuisine est un bon moyen de les apprendre et de sensibiliser toute la famille.

Que faire ?

Après l'ingestion accidentelle, il est indispensable d'appeler le SAMU (15) afin de connaître les gestes à pratiquer.

Dans tous les cas, évitez de faire boire ou de faire vomir l'enfant.

En cas de trouble de la conscience, mettez-la victime en position latérale de sécurité (*cf.* figures p. 27).

En cas d'arrêt respiratoire, effectuez un bouche-à-bouche (*cf.* figure p. 33).

Surveillez la victime (état de conscience, respiration) jusqu'à l'arrivée des secours.

La chute du lit, de la table à langer ou d'un autre meuble

Pourquoi ?

Les chutes chez le jeune enfant sont fréquentes et se soldent presque toujours par un traumatisme crânien. Elles surviennent à partir :

- du lit, lors de tentatives d'escalade et d'enjambement ;
- de la table à langer, lorsque le nourrisson est capable de se retourner, alors que l'adulte s'est absenté un bref instant ;
- du couffin ou du transat posé imprudemment sur une table ou sur une chaise ;
- d'une poussette ou d'une chaise haute, alors que le nourrisson n'est pas attaché par une courroie de fixation.

Avant 2 ans, c'est le plus souvent la chute de la table à langer ou du couffin qui arrive.

De 3 à 12 ans, il s'agit fréquemment de la chute d'un lit ou d'une mezzanine.

Attention !

Il est important d'interdire les mezzanines aux enfants en bas âge (de 2 à 8 ans). Elles peuvent en effet être responsables de traumatismes crâniens graves.

Heureusement, ces chutes seront pour la plupart bénignes et sans lendemain. Elles se limiteront le plus souvent à une belle bosse, un hématome ou une petite plaie.

Chute du nourrisson d'une table à langer

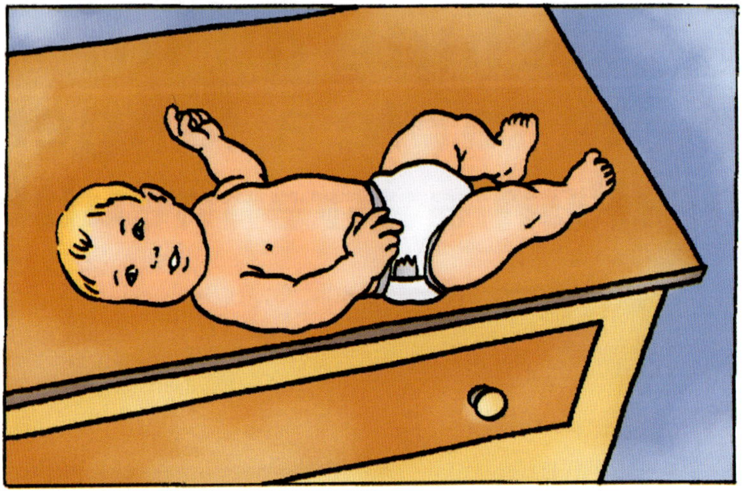

Il ne faut jamais laisser un nourrisson sans surveillance, même quelques secondes.

Comment l'éviter ?

Si vous avez acheté un lit à barreaux, vérifiez qu'il est bien aux normes européennes :

- la hauteur des barreaux ;
- leur écartement ;
- la taille du matelas par rapport au montant du lit afin que le bébé ne glisse pas dans un trou.

En tout état de cause, le lit peut être poussé contre un mur, avec des coussins posés sur le sol tout autour pour amortir une chute éventuelle, en particulier si l'enfant est très agité.

Si l'enfant est dans un transat ou un couffin, ne le mettez pas sur un meuble car le moindre mouvement pourrait le faire glisser et l'enfant se retrouverait très vite à terre.

Si le bébé est sur une table à langer, soyez très vigilant, ne le laissez pas sans surveillance. Si vous devez vous tourner, gardez toujours une main sur lui.

Que faire ?

En cas de chute, il faut rechercher tout signe évident de traumatisme crânien (*cf.* p. 53).

En présence de signes de traumatisme (somnolence, maux de tête, vomissements, etc.), une consultation médicale est indispensable.

S'il existe une plaie, effectuez un soin et surveillez son évolution (*cf.* p. 87).

Après tout traumatisme de ce type, il est indispensable de surveiller l'enfant dans les jours qui suivent afin de rechercher l'apparition de signes de gravité, en particulier l'apparition de trouble de la conscience survenant à distance alors que l'état de l'enfant était initialement normal, c'est ce que l'on appelle l'intervalle libre.

L'étouffement

Pourquoi ?

Chez le tout-petit, les principales causes d'étouffement sont :

- la régurgitation de lait d'un bébé couché trop tôt après son biberon ;
- la suffocation en rapport avec la literie : étouffement par un oreiller ou une couverture, étranglement par une ceinture de fixation attachant l'enfant dans son lit ou par un collier autour du cou.

De 1 à 4 ans, les objets ou les aliments durs de petite taille, portés à la bouche peuvent provoquer l'asphyxie :

- cacahuètes, amandes ou dragées laissés à la portée de l'enfant ;
- jouets de petite taille, comme les perles ou les billes.

Ensuite, l'enfant risque, au cours de ses jeux, de s'étrangler avec des colliers, des cordons de rideaux, ou de s'étouffer avec des sacs en plastique utilisés comme cagoule, lors de jeux ou en s'enfermant dans un placard, une malle, un coffre à jouets au cours d'une partie de cache-cache.

Étouffement du jeune enfant par un petit jouet

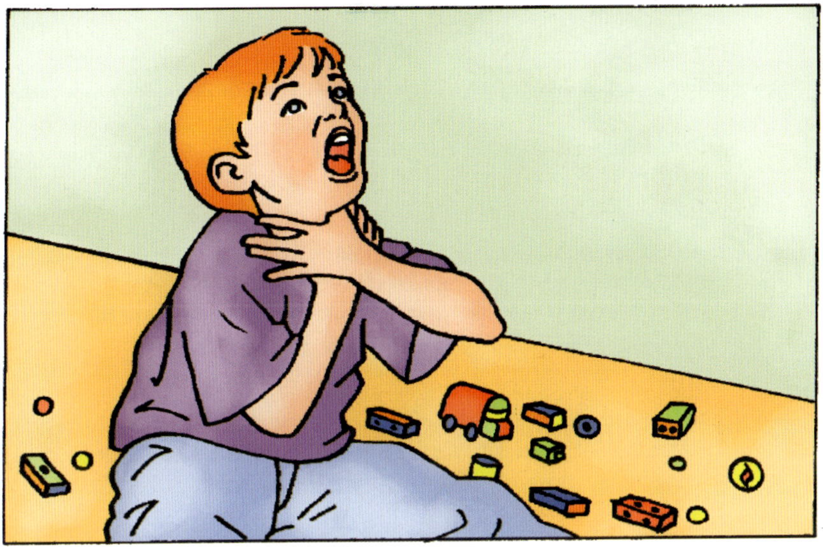

L'obstruction des voies aériennes survient parfois à cause de petits jouets non adaptés à l'âge de l'enfant.

Comment l'éviter ?

Même si le bébé s'endort, ne le couchez pas avant son rot !

Assurez-vous que le matelas est bien ferme et bien ajusté au lit. Ainsi les risques d'étouffement pourront être évités. Attention aux couettes ! Il vaut mieux les éviter pour les tout-petits car ils peuvent glisser volontairement ou non sous la couette et s'étouffer. Le risque est d'autant plus grand que l'enfant est petit.

Si l'enfant bouge beaucoup, préférez la turbulette à une simple couverture, pour éviter les risques d'étouffement.

Enlever tout objet du lit (peluche, hochet, etc.). Un mobile suspendu au-dessus du lit est suffisant pour divertir l'enfant.

Ne le couchez pas sur le ventre, à moins d'indications contraires de votre pédiatre.

Attention !

- Aux petits jouets, aux capuchons de stylos, aux bonbons laissés à portée par les frères et sœurs. Un bébé peut s'en emparer et s'introduire ce corps étranger, soit dans la trachée et c'est le risque d'étouffement, soit dans des orifices naturels (nez, oreille) et il faudra le faire enlever par un médecin.
- Aux peluches qui sont conçues normalement avec des yeux qui ne peuvent pas se détacher et dans des matières ininflammables, mais attention à la provenance, certains pays sont moins exigeants (*cf.* encadré p. 64).
- À la qualité des tétines. En effet, certaines tétines de mauvaise qualité et non NF (Norme Française) peuvent se détacher et ainsi provoquer un étouffement. Lors de son déballage, tirez sur les différents composants de l'objet pour vérifier leur solidité.
- Aux sacs plastique laissés à la portée des enfants.
- Aux animaux familiers, en particulier aux chats qui montent dans les lits d'enfant.

Que faire ?

En cas d'étouffement

L'étouffement du jeune enfant est un accident domestique fréquent. Devant une obstruction brutale des voies ariennes par un corps étranger, deux types d'attitude sont à distinguer.

Si l'enfant respire spontanément, encouragez ses efforts de toux. Ne réalisez pas d'autres gestes, sauf si la difficulté respiratoire s'aggrave et si un arrêt respiratoire survient.

Les gestes d'urgence en cas d'étouffement chez l'enfant (1)

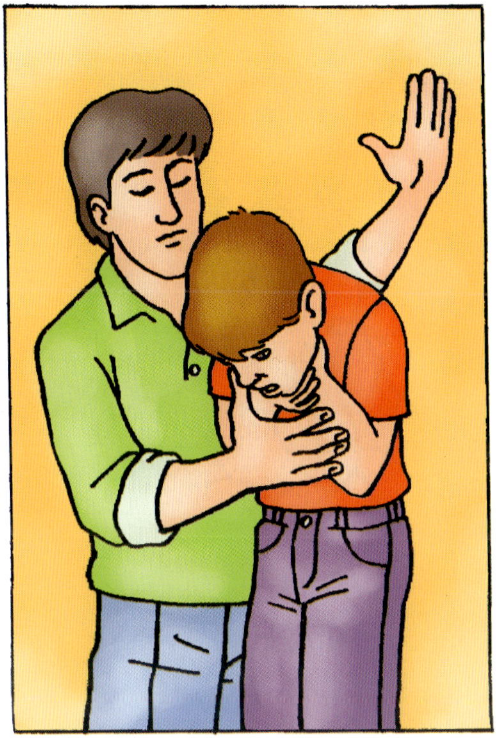

Faites pencher l'enfant en avant et donnez-lui 5 claques vigoureuses dans le dos.

Si l'enfant ne respire plus, n'essayez pas de retirer le corps étranger de la bouche à l'aveugle, au risque de l'enclaver plus profondément. Utilisez plutôt des techniques de désobstruction (*cf.* figures p. 46-47).

Les gestes d'urgence en cas d'étouffement chez l'enfant (2)

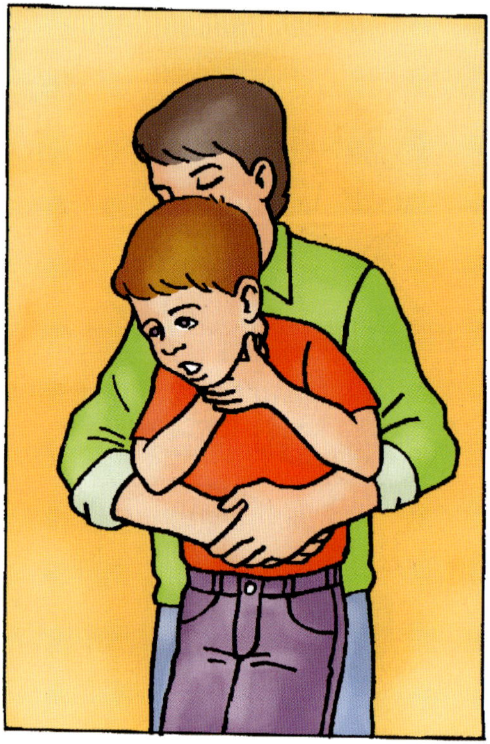

En cas d'inefficacité des claques dans le dos, placez-vous derrière l'enfant et effectuez une compression du creux de l'estomac avec le poing d'une main recouvert de l'autre main.

En cas d'arrêt respiratoire

Vérifiez l'absence de réactions aux deux premières insufflations par le bouche-à-bouche (*cf.* figure p. 33), puis débutez immédiatement le massage cardiaque (*cf.* figures p. 42-43) en alternance avec le bouche-à-bouche ou le bouche-à-bouche et nez (*cf.* figures p. 33, 105), s'il s'agit d'un petit bébé.

Dans l'escalier

La fracture d'un membre

Pourquoi ?

Dans la plupart des cas, les fractures des os ou des articulations surviennent à la suite d'une chute ou d'un traumatisme direct. L'escalier est souvent en cause ! Surtout chez les seniors.

Les seules circonstances permettent souvent de poser le diagnostic de fracture.

Il est toujours difficile de mesurer l'importance du traumatisme. Après l'appel au secours, le seul geste à effectuer dans ce cas est une immobilisation du membre fracturé.

Comment l'éviter ?

Évitez de placer des objets encombrants dans les lieux de passage.

N'utilisez pas d'escabeau ou d'échelle dans un escalier.

Recouvrez les surfaces glissantes (carrelage, parquets, etc.) de tapis antidérapants.

Dotez la maison de points d'appui pour se soutenir : l'installation de barres d'appui est particulièrement recommandée dans les rampes d'escaliers.

Vérifiez la qualité de l'éclairage dans toute la maison.

Que faire ?

Attention !

Lorsque la victime présente un traumatisme d'un membre, il faut éviter de mobiliser ce membre. Des gestes inappropriés peuvent provoquer une vive douleur, mais surtout des complications et éventuellement des séquelles.

Fracture du membre supérieur

Dans tous les cas, il est indispensable d'appeler les secours ou son médecin.

Le bras est soutenu le plus souvent spontanément par la victime afin de réduire la douleur.

Immobilisation du membre supérieur

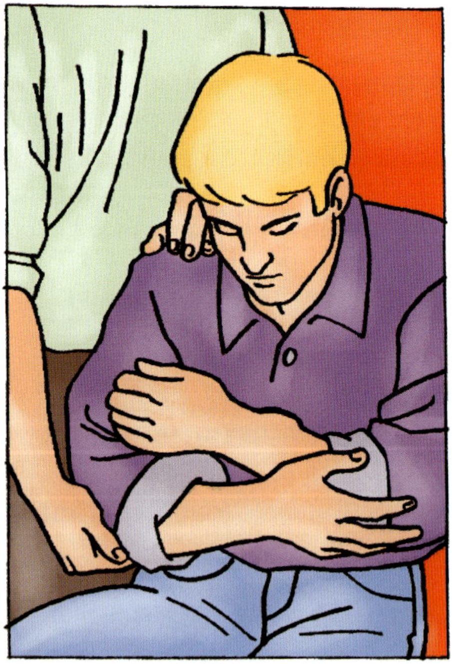

Faites immobiliser le membre atteint par la victime elle-même afin d'éviter tout déplacement de la zone atteinte.

Il existe parfois une déformation, un gonflement ou un hématome.

La mobilisation doit être évitée pour ne pas aggraver la fracture. Pour cela, il est nécessaire d'immobiliser le membre à l'aide d'une écharpe simple ou par le retournement d'un vêtement tel qu'un simple pull-over ou une chemise qui maintiendra le membre traumatisé.

Fracture du membre inférieur

La victime est allongée, le membre inférieur fracturé est douloureux, déformé et présente un éventuel gonflement.

Toute mobilisation est proscrite.

Il faut appeler immédiatement les secours afin d'envisager un transport vers l'hôpital où seront pratiqués les examens complémentaires.

Attention !

Toute fracture de la cuisse est une fracture grave qui nécessite l'appel immédiat du SAMU (15). En effet, la fracture du fémur (os de la cuisse) peut provoquer une hémorragie interne et une détresse circulatoire grave. Dans ce cas, la victime risque une défaillance circulatoire et doit être prise en charge le plus vite possible en milieu chirurgical spécialisé.

En cas de fracture ouverte

Dans ce cas, il existe une plaie en regard de la fracture et l'os est parfois visible.

Alertez immédiatement les secours.

Mettez des compresses stériles ou un linge propre sur la plaie.

Évitez toute mobilisation dans l'attente des secours.

Conseil

Parlez régulièrement à la victime pour la rassurer, en attendant les secours. Protégez-la du froid ou de la chaleur excessive.

Le traumatisme du dos

Pourquoi ?

Les traumatismes du dos sont fréquents à la suite d'une chute dans la maison, tout particulièrement dans les escaliers.

Ces traumatismes résultent de choc direct ou indirect et peuvent toucher l'ensemble de la colonne vertébrale. Ils comportent comme risque maximum l'atteinte de la moelle épinière et le risque de paralysie.

Comment l'éviter ?

N'utilisez pas d'escabeau ou d'échelle non stabilisé.

Évitez de placer des objets encombrants comme des petits meubles ou des plantes dans les lieux de passage.

Utilisez des range-fils pour éviter de se prendre les pieds dans les fils électriques.

Recouvrez les surfaces glissantes de tapis antidérapants.

Dotez la maison de barres d'appui dans les rampes d'escaliers afin que les seniors puissent s'assurer en particulier lors de la descente. Vérifiez la qualité de l'éclairage dans toute la maison. Évitez les coins sombres et les pièces mal éclairées.

Que faire ?

Les premiers signes d'atteinte de la colonne vertébrale sont :

- en tout premier lieu, les circonstances de l'accident (choc direct, flexion ou torsion brutale) ;
- la douleur qui peut se situer au niveau de l'atteinte mais aussi à distance ;
- des douleurs à la mobilisation.

Il peut toutefois exister des signes de gravité, notamment :

- des fourmillements ou des sensations anormales dans un ou plusieurs membres ;
- des troubles de la sensibilité ;
- une paralysie totale ou partielle d'un ou plusieurs membres ;
- des troubles respiratoires en cas d'atteinte cervicale.

Devant toute suspicion d'atteinte de la colonne vertébrale, il est indispensable de ne pas bouger le blessé et d'appeler en urgence les services de secours (SAMU 15).

Dès que possible, placez-vous à la tête de la victime et maintenez sa tête avec vos mains à plat de chaque côté. Ce maintien permettra d'éviter tout mouvement de la colonne et de maintenir l'axe tête-cou-tronc en rectitude.

Jusqu'à l'arrivée des secours, surveillez la victime, en particulier l'apparition éventuelle de signes neurologiques : fourmillements, troubles de la sensibilité, paralysie, etc.

Après une chute ou un traumatisme direct, toute victime doit être suspectée d'une atteinte de la colonne vertébrale. En ce sens, tout mouvement sera évité et le maintien de la tête sera immédiatement mis en place.

Dans tous les cas, les services médicaux d'urgence seront appelés.

Maintien de la tête de la victime

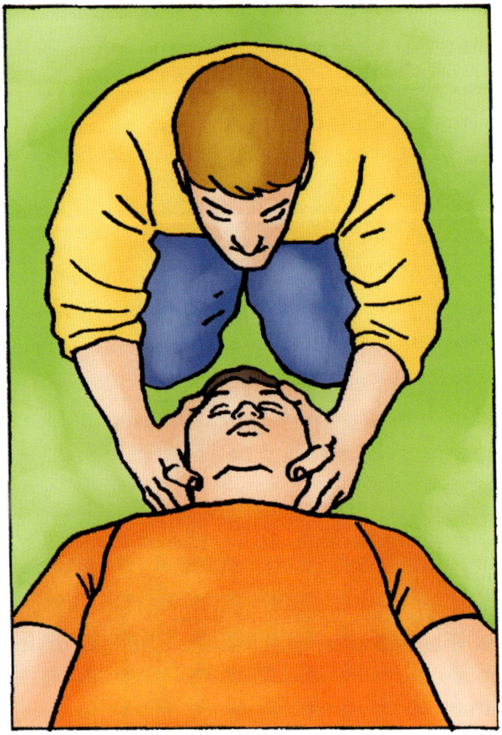

Maintenez la tête de la victime jusqu'à l'arrivée des secours afin d'éviter toute lésion de la moelle épinière.

Le garage

6

Les plaies

Pourquoi ?

Un garage est souvent une caverne d'Ali Baba avec de nombreux objets, de nombreux outils, de nombreux produits chimiques qui peuvent être à l'origine de plaies soit simples, soit graves. Adultes et enfants sont concernés. Lorsqu'il s'agit de petites plaies, elles sont souvent négligées, il existe alors un risque important de complications, notamment d'infection.

Comment les éviter ?

Si possible, il faut éviter de laisser des objets non rangés dans le garage et ne pas laisser les enfants seuls dans ce même lieu.

Que faire ?

En cas de plaie simple

On parle de plaie simple lorsque la coupure ou l'éraflure est de petite taille (moins de la moitié de la paume de la victime), sans souillure, ni corps étranger et ne se trouvant pas à proximité d'un orifice naturel.

Pour soigner la plaie, respectez les étapes suivantes :

- lavez-vous les mains ;
- nettoyez la plaie avec de l'eau et du savon ;
- appliquez une solution antiseptique non colorée ;

- vérifiez que la plaie est bien propre ;
- terminez par l'application d'un pansement adhésif pour protéger la plaie ;
- vérifiez la vaccination anti-tétanique de la victime (*cf.* encadré p. 119), le dernier rappel doit dater de moins de 10 ans.

Il faut refaire le pansement tous les jours et surveiller l'évolution de cette plaie. Si ces signes d'infection apparaissent dans les jours suivants :

- une douleur au niveau ou à distance de la plaie ;
- un gonflement ou une rougeur apparaissent autour de la plaie ;
- la plaie devient chaude ;
- la plaie devient purulente ;
- d'autres signes d'infection (petits ganglions près de la plaie, au niveau du cou, sous les bras ou dans l'aine, ou même de la fièvre).

Il est indispensable de consulter votre médecin traitant.

En cas de plaie grave

Plaie à la tête chez l'enfant

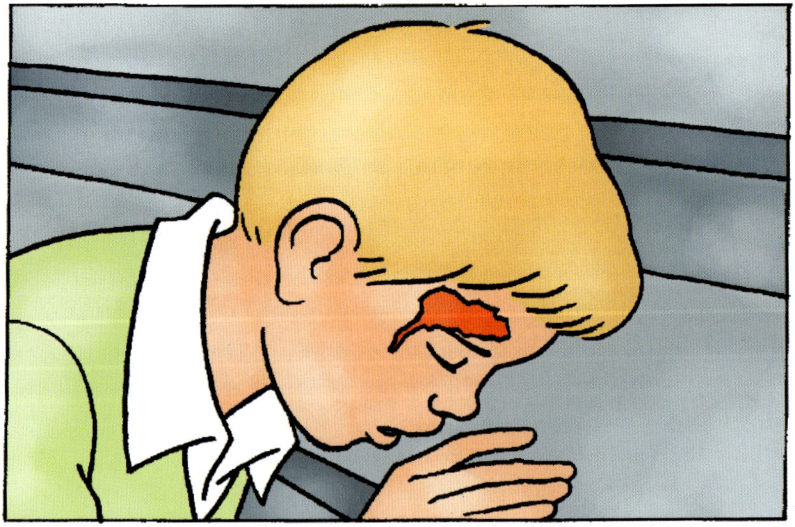

Arrêtez un éventuel saignement. La victime doit être ensuite examinée par un médecin car la blessure peut provoquer un préjudice esthétique.

On parle de plaie grave lorsqu'elle présente au moins l'un des caractères suivants :

- elle est étendue (plus grande que la moitié de la paume de la main de la victime) ;
- elle est profonde ;
- elle contient des corps étrangers (verre, terre, débris, etc.) ;
- elle est contuse (les morceaux de peau de la plaie sont écrasés) ;
- elle est infectée ;
- elle est située près d'un orifice naturel (orifices du visage, organes génitaux, anus), près d'une articulation ;
- elle survient chez une victime particulièrement fragile (malade, nourrisson, vieillard).

Plaie chez l'enfant : le rassurer avant tout

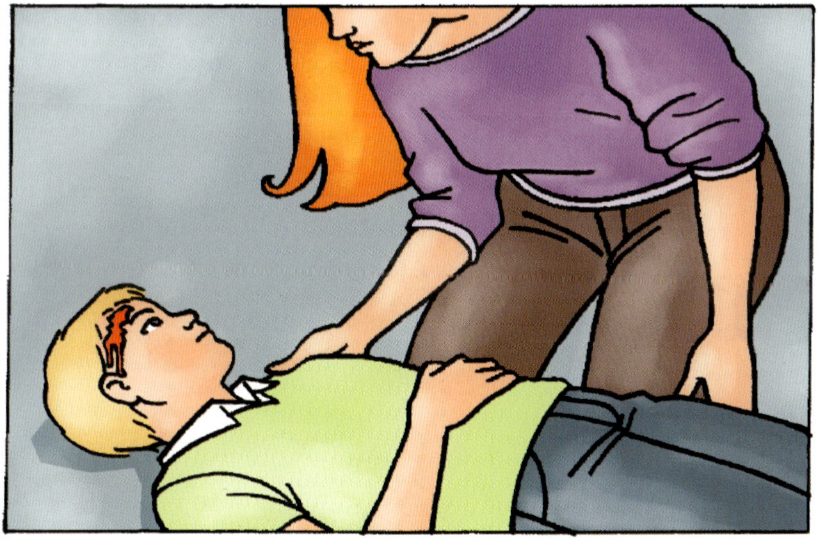

Rassurer toute victime d'une plaie est fondamental. Il faut dédramatiser la situation, surtout chez l'enfant.

Dans tous ces cas, il est nécessaire de recouvrir la plaie avec un linge très propre ou des compresses stériles.

Vérifiez la vaccination anti-tétanique de la victime (*cf.* encadré p. 119), le dernier rappel doit dater de moins de 10 ans.

Il faut immédiatement consulter son médecin traitant ou le SAMU (15) afin d'avoir un conseil médical.

Cas particuliers

Plaie à l'œil suite à une projection d'un produit chimique

Il faut alors rincer l'œil abondamment puis appliquer une compresse sur l'œil et conduire la personne blessée en urgence chez un ophtalmologue ou aux urgences ou appeler le centre antipoison le plus proche.

Plaie à l'œil par égratignure, incrustation d'objet dans l'œil

Vous devez éviter d'enlever l'objet incrusté, rincer l'œil, placer une compresse dessus et conduire la personne blessée en urgence chez un ophtalmologiste ou aux urgences ou appeler le centre antipoison le plus proche.

Les hémorragies

Pourquoi ?

De nombreux outils pointus ou coupants peuvent se trouver dans les garages et peuvent donc provoquer des hémorragies : outils tranchants utilisés sans protection, outils cassés ou mal rangés, chutes dues à des objets laissés au sol, encombrement des plans de travail sont autant de causes d'accident aboutissant à des plaies avec hémorragie importante.

Comment les éviter ?

Utiliser tous les outils dangereux, lourds, aux lames très affûtées avec d'infinies précautions.

Après utilisation, il est fortement recommandé de toujours bien ranger le matériel d'outillage et de ne rien laisser à la portée des enfants.

Évitez d'entamer des travaux nécessitant un matériel de précision lourd en présence d'un jeune enfant. Celui-ci sera tenté de vous imiter et d'échapper à votre surveillance.

Surtout, ne laissez jamais un enfant seul dans le garage.

Conseil

Avant d'utiliser un nouvel outil, qui peut s'avérer dangereux, lisez bien la notice d'utilisation.

Que faire ?

En cas de saignement simple

On parle de saignement simple lorsque l'arrêt de celui-ci est possible par une simple compression locale.

Les premiers gestes à effectuer pour arrêter un saignement sont la compression manuelle et le pansement compressif.

La compression manuelle

Compression locale de l'avant-bras

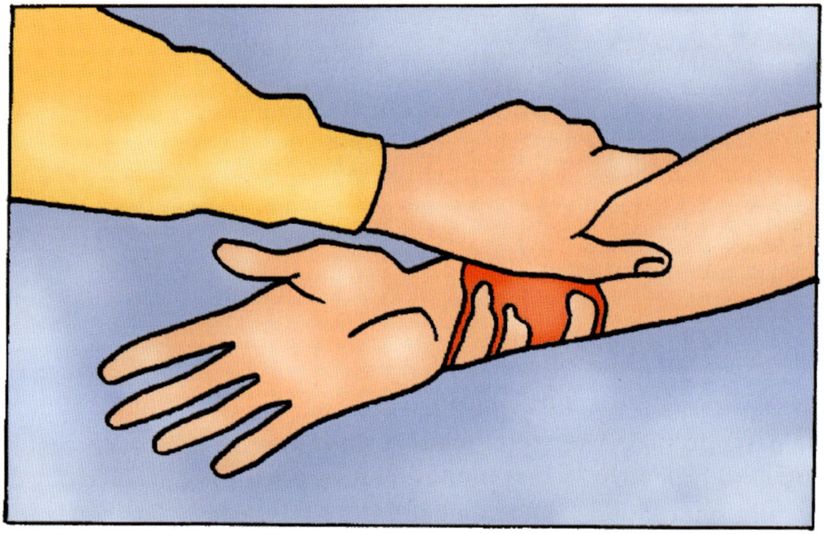

L'appui immédiat sur une plaie qui saigne doit être le premier réflexe de tout sauveteur.

Appuyez immédiatement avec la paume de la main ; ce geste est presque toujours possible et efficace.

Maintenez cet appui jusqu'à son relais par un pansement compressif ou par les secours.

Allongez la victime en position horizontale.

Alertez ou faites alerter les secours si l'hémorragie est importante.

Couvrez, surveillez et réconfortez la victime.

Le pansement compressif

Si vous êtes seul, et s'il est nécessaire de vous libérer de l'appui manuel, vous devez pratiquer un pansement compressif.

Remplacez votre compression manuelle par un pansement réalisé avec un linge propre (mouchoir, foulard ou autre tissu) plié et maintenu par un lien large (foulard, cravate, etc.).

Sans relâcher la compression, mettez en place le pansement compressif.

Alertez les secours dès que possible.

En attendant les secours, couvrez, surveillez et réconfortez la victime.

Pour éviter l'apparition d'un malaise à la suite d'un saignement (en particulier, si la perte de sang a été importante), il est préférable de surélever les membres inférieurs par rapport au plan du sol jusqu'à l'arrivée des secours.

Conseil

Face à une hémorragie, son arrêt prime sur le risque infectieux (sauveteur/victime ou victime/sauveteur).
Néanmoins, chaque fois que cela est possible, intercalez un linge propre entre votre main et la plaie.

En cas de saignements compliqués

On parle de saignements compliqués lorsque le saignement ne peut être arrêté au moyen d'une compression manuelle.

Il s'agit donc de saignements associés à une fracture ouverte, un corps étranger (morceau de verre, de métal, de bois ou autre) ou lorsque la plaie qui saigne est plus grande que la paume de la main. Il est alors impossible de réaliser une compression manuelle ou de poser un pansement compressif. La seule solution est de réaliser un arrêt du saignement par une compression à distance (*cf.* figures p. 50-51).

Afin d'être efficace sur une victime allongée, vous devrez comprimer, contre un plan dur osseux, le vaisseau situé entre le cœur et le saignement. Une fois commencée, cette compression devra impérativement être maintenue jusqu'à l'arrivée des secours.

En cas d'hémorragie d'un membre supérieur

Comprimez l'artère qui descend le long de la face interne du bras à l'aide de votre pouce, en l'écrasant sur l'humérus (os du bras).

Cette technique (*cf.* figure p. 50) permet l'arrêt de toute hémorragie grave de la partie inférieure du bras.

En cas d'hémorragie d'un membre inférieur

Comprimez l'artère du membre inférieur au pli de l'aine, à l'aide du poing, en conservant le bras tendu et en l'écrasant sur le fémur (os de la cuisse).

Cette technique (*cf.* figure p. 51) permet l'arrêt de toute hémorragie grave de la cuisse et de la jambe.

Cas particulier de l'utilisation d'un garrot

Lorsque le point de compression est impossible à maintenir du fait de la nécessité d'aller chercher des secours (en cas d'isolement) ou de s'occuper de plusieurs victimes, la mise en place d'un garrot (*cf.* figure p. 52) peut s'avérer nécessaire.

Le garrot doit être posé à la racine d'un membre (bras ou cuisse).

Utilisez un lien large et serrez fortement.

Disposez le lien en double sous le membre blessé, tout en maintenant le point de compression.

Passez votre main libre dans la boucle et saisissez l'une des extrémités pour la nouer avec l'autre.

Un garrot ne doit jamais être relâché, ni retiré ; seuls les secours sont autorisés à le faire. Il est également indispensable de noter l'heure de sa pose.

En attendant les secours, surélevez les jambes de la victime allongée. Couvrez-la, rassurez-la et surveillez-la.

Les saignements de nez

Il s'agit de saignements qui sont très fréquents. Les causes de ces saignements sont nombreuses.

Le saignement de nez (ou épistaxis) survient, le plus généralement, de manière spontanée ou après un traumatisme direct sur le nez.

La conduite à tenir est très simple : il suffit d'appuyer avec son doigt sur la narine qui saigne pendant au moins 10 minutes, en maintenant la tête penchée en avant. Il est plus confortable pour la victime de la faire asseoir.

Il existe par ailleurs des tampons hémostatiques que l'on peut trouver facilement dans les pharmacies

Si malgré ces premiers gestes, le saignement se poursuit, appelez le médecin.

S'il s'agit d'un saignement de nez intervenant suite à un choc, dans le cadre d'une maladie comme l'hypertension artérielle ou s'il est accompagné d'autres symptômes, il est indispensable de consulter un médecin.

L'intoxication par le monoxyde de carbone

Pourquoi ?

L'intoxication par le monoxyde de carbone est la première cause de décès par intoxication en France.

Elle peut être due à un moteur à explosion en marche dans un local clos comme un garage.

Le monoxyde de carbone (ou CO) est un gaz dangereux car il est incolore, inodore et a un pouvoir de diffusion dans l'environnement très important. Le monoxyde de carbone peut être produit par des appareils de chauffage ou de production d'eau chaude (gaz, charbon, bois, mazout) mal réglés ou mal entretenus.

Comment l'éviter ?

Ne laissez jamais un moteur à explosion tourner dans un local clos sans ventilation.

Respectez les conditions d'installation et d'utilisation des appareils.

Veillez à ce que le chauffe-eau soit bien raccordé à un conduit d'aération.

Vérifiez que la ventilation des pièces soit suffisante, dégagez les aérations.

Faites réviser et nettoyer les appareils par un spécialiste chaque année, selon les recommandations des constructeurs.

Faites ramoner les conduits régulièrement.

Si possible, installez un avertisseur de CO aux endroits appropriés permettant d'alerter les occupants, en cas de risque d'intoxication.

Que faire ?

Les signes d'intoxication sont variés. Ils peuvent aller des maux de tête, vertiges, nausées, vision floue à des troubles plus importants, vomissements, diminution des réflexes, voire des troubles de la conscience. Cela peut aller jusqu'au décès de la victime.

Avoir les bons réflexes

Avant tout, il importe d'avoir les bons réflexes en cas d'intoxication au monoxyde de carbone.

Évacuez la victime du lieu de l'intoxication, en évitant de s'exposer soi-même.

Arrêtez si possible l'appareil présumé dangereux.

Ouvrez les fenêtres, les portes et aérez.

Quittez rapidement les lieux et appelez les secours : les pompiers ou le SAMU (15).

Ne réintégrez pas le logement sans faire appel à un personnel qualifié pour effectuer des travaux sur les installations défectueuses.

Réalisez le bilan de la victime.

Si la victime est consciente

Interrogez la victime, demandez-lui ce qu'elle ressent. Quelles sont les circonstances de survenue d'apparition des symptômes ? Quel est son état de santé habituel, prend-elle des médicaments ?

Observez la victime : pâleur, rougeur, sueurs, etc.

Ensuite, la victime doit être examinée par un médecin afin de définir de l'opportunité d'un traitement par inhalation d'oxygène à haute pression (oxygénothérapie hyperbare).

Si la victime est inconsciente et qu'elle respire

En cas d'inconscience de la victime

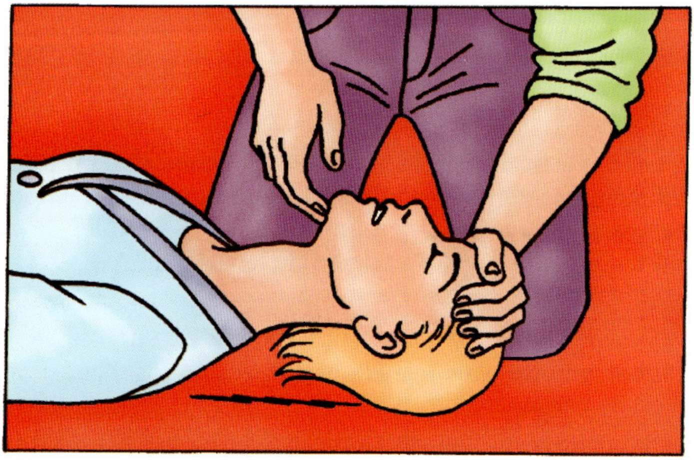

Basculez prudemment la tête de la victime en arrière.

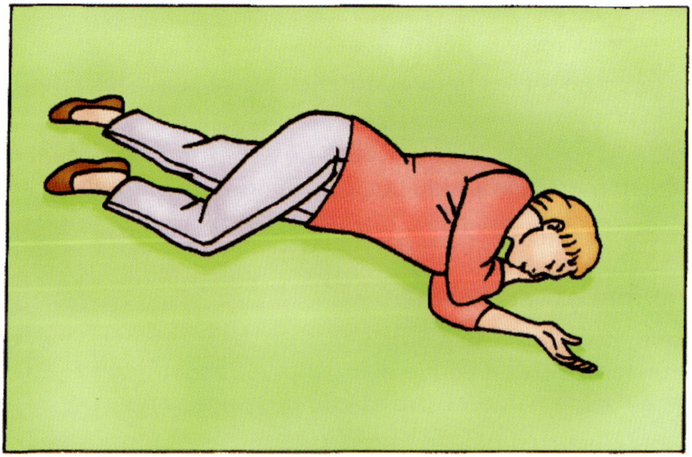

Placez la victime sur le côté et surveillez attentivement sa respiration jusqu'à l'arrivée des secours.

Si la victime est inconsciente et qu'elle respire, basculez prudemment sa tête en arrière, puis mettez-la sur le côté, en position latérale de sécurité (*cf.* figures p. 27).

Surveillez la victime en attendant l'arrivée des secours.

Si la victime est inconsciente et qu'elle ne respire pas

Appelez au secours.

Assurez la liberté des voies aériennes en basculant prudemment la tête en arrière et en élevant le menton.

Ouvrez la bouche, vérifiez qu'il n'y a rien à l'intérieur.

Appréciez la respiration et vérifiez que ni le ventre ni la poitrine ne se soulève pendant 10 secondes.

Faites appeler le SAMU (15).

Pratiquez immédiatement deux insufflations efficaces en utilisant la technique du bouche-à-bouche (*cf.* figure p. 33) ou bouche-à-bouche et nez (*cf.* figure p. 105), en fonction de l'âge de l'enfant.

Si la respiration ne reprend pas et en l'absence de mouvement de la victime, commencez immédiatement les compressions thoraciques (*cf.* figure p. 34), associées à la ventilation artificielle. Poursuivez ces gestes jusqu'à l'arrivée des secours.

Sur le balcon et à la fenêtre

7

La défenestration

Pourquoi ?

Cet incident survient principalement chez les enfants. Quoi de plus attrayant pour un enfant qu'une sirène de police, de camion de pompiers ? Il va tenter par tous les moyens de regarder ce qui se passe à l'extérieur.

Occasionnellement, chez l'adulte, il s'agit d'un accident dû à l'imprudence ou à un geste volontaire.

Comment l'éviter ?

Il est impératif de rappeler quelques notions de bon sens.

Dans la maison :

- être toujours présent avec un enfant dans une pièce où la fenêtre est ouverte ;
- éloignez de la fenêtre tout mobilier ou objet pouvant permettre à l'enfant d'atteindre la fenêtre ;
- lorsqu'ils sont en âge de comprendre, leur expliquer les dangers de se pencher à la fenêtre ;
- si vous souhaitez laisser une fenêtre entrouverte, utilisez les systèmes de blocage homologués.

Sur le balcon, la terrasse :

- ne laissez jamais un enfant seul sur le balcon ou sur une terrasse ;
- verrouillez les portes d'accès au balcon ou à la terrasse.

Pour l'adulte :

- n'effectuez pas des travaux en déséquilibre sur un balcon, une terrasse ou à proximité d'une fenêtre.

Que faire ?

La victime parle

Si la victime parle, laissez-la dans la position dans laquelle elle se trouve, demandez-lui de ne pas bouger, maintenez sa tête jusqu'à l'arrivée des secours (*cf.* p. 84) et rassurez-la.

Alertez ou faites alerter immédiatement le SAMU (15).

La victime ne parle plus

Si la victime ne parle plus et ne réagit pas, mais qu'elle respire (la poitrine ou l'abdomen se soulève), appelez immédiatement le SAMU (15). **Selon les indications du médecin régulateur** qui prendra en compte les circonstances de l'accident, vous devrez :

- soit laisser la victime sur le dos et la surveiller jusqu'à l'arrivée des secours ;
- soit la mettre sur le côté avec prudence (*cf.* figures p. 27).

La victime ne parle plus et ne respire plus

Si la victime ne parle pas et qu'elle ne respire plus (la poitrine et l'abdomen ne se soulèvent pas) :

- appelez au secours ;
- assurez la liberté des voies aériennes en basculant prudemment la tête en arrière et en élevant le menton ;
- ouvrez la bouche, vérifiez qu'il n'y a rien à l'intérieur ;
- appréciez la respiration et vérifiez que ni le ventre ni la poitrine ne se soulève pendant 10 secondes ;
- faites appeler le SAMU (15) ;
- pratiquez immédiatement 2 insufflations efficaces en utilisant la technique du bouche-à-bouche (cf. figure p. 33) ou du bouche-à-bouche et nez (cf. figure page suivante), en fonction de l'âge de la victime.

Si la respiration ne reprend pas et en l'absence de mouvement de la victime, commencez immédiatement les compressions thoraciques (*cf.* figure p. 34), associées à la ventilation artificielle. Poursuivez ces gestes jusqu'à l'arrivée des secours.

S'il s'agit d'un nourrisson

Localisez le sternum et placez la pulpe de deux doigts d'une main dans l'axe du sternum, une largeur de doigt au-dessous d'une ligne droite imaginaire réunissant les deux mamelons de l'enfant.

Comprimez régulièrement le sternum avec la pulpe des deux doigts d'environ 2 à 3 cm, à une fréquence de 100 compressions par minute.

Après 5 compressions, basculez la tête du nourrisson en arrière et élevez le menton en réalisant une insufflation par le bouche-à-bouche et nez.

Replacez ensuite la pulpe de vos doigts dans la bonne position et réalisez à nouveau 5 compressions.

Continuez à alterner cinq compressions avec une insufflation jusqu'à l'arrivée des secours.

Technique du bouche-à-bouche et nez

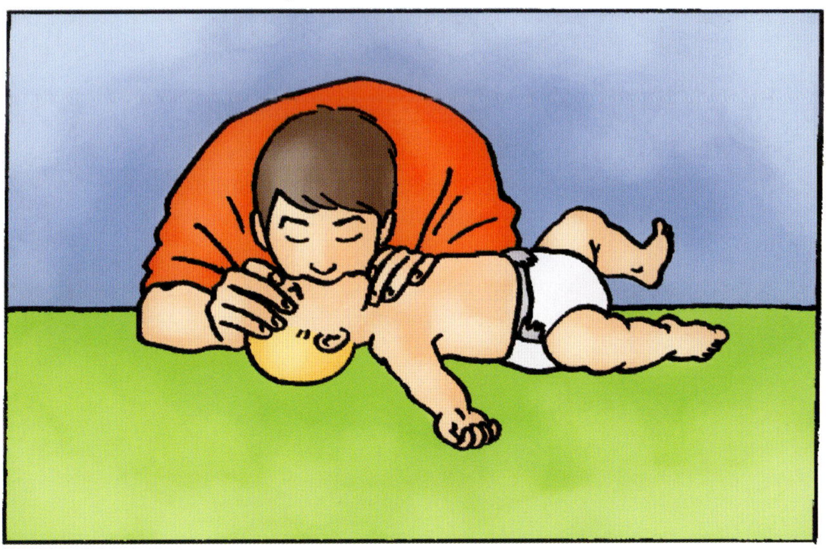

Chez le tout-petit, englobez à la fois la bouche et le nez du bébé qui ne respire pas, afin de pratiquer la ventilation artificielle.

Inspirez de l'air puis placez votre bouche sur celle de l'enfant après avoir pincé son nez. Chez le tout-petit, placez votre bouche de façon à recouvrir son nez et sa bouche en même temps.

Puis soufflez progressivement pendant 2 secondes, jusqu'à ce que la poitrine commence à se soulever.

S'il s'agit d'un enfant de 1 à 8 ans

Les compressions thoraciques (*cf.* figure p. 35) sont réalisées avec un seul bras, après avoir repéré le sternum :

- placez le talon de la main sur la moitié inférieure du sternum. Positionnez-vous au-dessus de l'enfant, à la verticale de sa poitrine. Bras tendu, comprimez le sternum d'environ 3 à 4 cm ;
- renouvelez les compressions thoraciques à la fréquence de 100 par minute. Basculez la tête de l'enfant an arrière, élevez le menton et réalisez une insufflation par le bouche-à-bouche ;
- replacez le talon de la main sur le sternum et réalisez 5 nouvelles compressions.

Continuez d'alterner 5 compressions sternales avec une insufflation jusqu'à l'arrivée des secours.

Au-delà de 8 ans et chez l'adulte

Ce sont les techniques utilisées chez l'adulte qui s'appliquent (*cf.* figures p. 32-34).

Les compressions sternales s'effectuent sur la moitié inférieure du sternum, en plaçant une main sur l'autre en conservant les bras tendus.

On intercale deux insufflations toutes les 15 compressions thoraciques, à un rythme de 100 compressions par minute associées à 8 à 10 insufflations efficaces.

L'intoxication par les plantes

Pourquoi ?

Les intoxications par les plantes concernent principalement les enfants de 1 à 4 ans qui ont tendance à tout mettre à la bouche.

Les plantes d'appartement sont surtout toxiques car elles ont un effet irritant. Elles peuvent provoquer des brûlures, des œdèmes de la langue et des muqueuses, une salivation intense, un œdème des lèvres et de la cavité buccale pouvant atteindre l'oropharynx. Si l'œdème est très important, cela peut entraîner des troubles de la déglutition et des troubles respiratoires.

Certaines espèces entraînent des troubles digestifs tels que vomissements ou diarrhées. D'autres peuvent avoir un effet diurétique.

L'intoxication peut aussi être due à l'ingestion d'engrais destiné aux plantes. L'engrais est fréquemment dilué dans une bouteille d'eau minérale qui peut être laissée dans divers endroits de la maison : salon, balcon, cuisine.

Toutes les classes d'âge sont alors concernées. Chez les tout-petits, ce sont les biberons qui sont préparés avec cette eau et, chez les plus grands, il s'agit fréquemment d'un membre de la famille non prévenu de l'opération qui, ayant une petite soif, se sert à la bouteille qui traîne dans la cuisine.

Les symptômes observés sont dus au caractère irritant du liquide. Ils peuvent consister en douleurs digestives, vomissements, diarrhées. Au moment de l'ingestion, on peut ressentir une sensation de brûlure ou de picotement dans la gorge.

Dans tous les cas, ces symptômes sont bénins car les quantités ingérées sont minimes et régressent rapidement grâce au traitement.

Ingestion de plantes toxiques

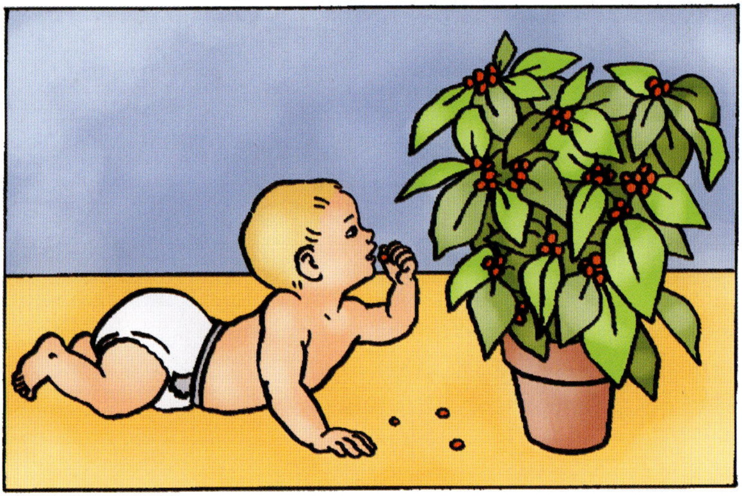

Attention, les plantes sont belles mais parfois dangereuses.

Comment l'éviter ?

Ne laissez pas les plantes à la portée des enfants. Placez-les en hauteur.

Ne mettez pas, si possible, d'engrais dans une bouteille d'eau minérale mais dans un arrosoir. En cas de dilution dans une bouteille d'eau minérale :

- ne la laissez pas traîner, rangez-la dans une armoire fermée à clé ;
- étiquetez-la clairement ;
- ne la laissez pas à la portée des enfants ;
- utilisez l'engrais préparé en une fois ;

- apprenez, dès que possible, aux enfants qu'il ne faut ni toucher ni manger les plantes.

Que faire ?

Si vous soupçonnez une intoxication ou si vous êtes témoin d'une intoxication :

- appelez le centre antipoison de votre ville et donnez toutes les caractéristiques de la plante ou de l'engrais ;
- conduisez l'enfant aux urgences en prenant soin d'emmener des feuilles ou fleurs de la plante.

Dans le jardin

8

Les brûlures dues au barbecue

Pourquoi ?

Plusieurs causes peuvent être retenues à ces brûlures :

- projection de braises du barbecue ;
- chute du barbecue, car mal installé et mal équilibré ;
- utilisation, pour attiser les flammes, d'alcool à brûler ou de tout autre produit inflammable.

De plus, les barbecues sont installés très souvent dans les jardins, lieu de jeux privilégié des enfants.

Comment les éviter ?

Utilisez un barbecue répondant aux normes de sécurité NF, quel que soit son type : gaz, charbon de bois ou électrique.

Attention !

Ne laissez jamais le barbecue sans surveillance, surtout si des enfants jouent à proximité.

Installez correctement le barbecue et vérifiez qu'il est bien stable sur un sol bien plat.

Placez le barbecue dans un endroit autorisé, loin de la végétation et à l'abri du vent.

Brûlure au visage chez l'enfant

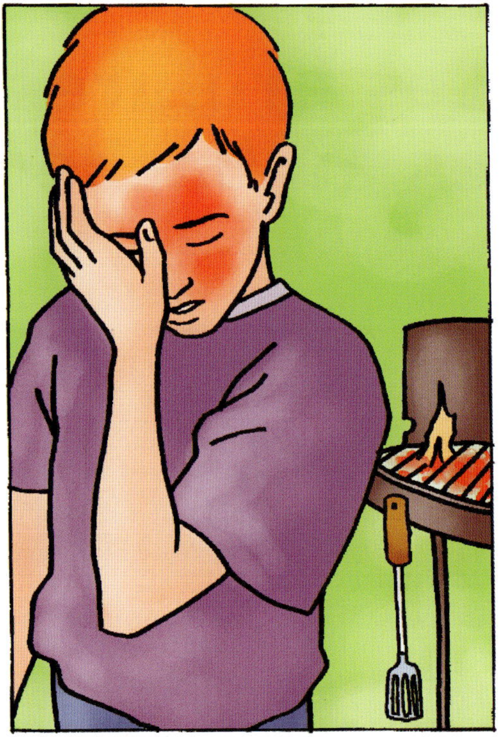

Le barbecue peut provoquer une brûlure grave des parties à la hauteur du foyer : c'est donc le visage de l'enfant qui est parfois touché.

Évitez d'utiliser de l'alcool à brûler ou tout autre liquide inflammable, préférez les produits type « allume barbecue », tout en faisant attention que les enfants n'y touchent pas en raison de la toxicité de ces produits.

Soyez particulièrement vigilant, si vous utilisez de l'alcool à brûler ou un liquide inflammable, essence ou autre (ce qui est tout à fait contre-indiqué). Dans ce cas, ne laissez jamais la bouteille à côté du foyer car elle risquerait de se renverser sur le barbecue et de provoquer un incendie.

Attention !

Ne rallumez jamais un barbecue dont les braises sont incandescentes par de l'alcool ou de l'essence. Employez de préférence les produits solides prévus à cet effet.

Que faire ?

Devant un début d'incendie, appelez les pompiers (18).

En cas d'intoxication avec un allume barbecue, contactez le centre antipoison le plus proche de votre domicile.

En cas de brûlure, les consignes sont toujours les mêmes ; reportez-vous au chapitre Br*ûlures dans la cuisine*.

Arrosage de la brûlure au visage chez l'enfant

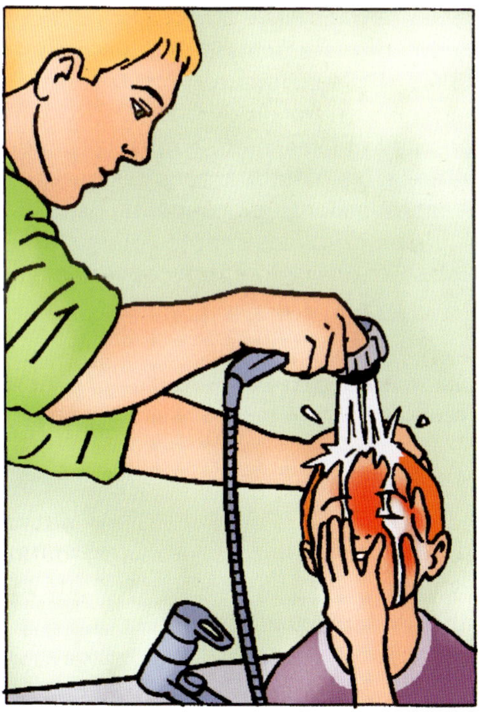

Quel que soit le lieu de la brûlure, l'arrosage immédiat à l'eau courante s'impose.

Les plaies

Pourquoi ?

Nous passons du temps dans notre jardin à travailler la terre, à utiliser des outils, à manipuler certainement la plupart du temps à mains nues, terre, végétaux, déchets, fumure, etc. Dans le jardin, divers accidents peuvent survenir, en raison des nombreux outils liés aux activités de jardinage. Sont utilisés, entre autres, la tondeuse, les bêches, les pelles, les grattoirs, les plantoirs. Tous ces outils, potentiellement dangereux, souvent tranchants et coupants pas toujours nettoyés, peuvent être à l'origine de plaies simples ou graves. Le nettoyage et le soin de ces plaies de tous ordres sont souvent négligés.

Attention !

Le tétanos est une maladie grave et mortelle qui peut toucher chacun d'entre nous.

Comment les éviter ?

Tous ces outils doivent être manipulés avec précaution, en particulier la tondeuse.

Il est indispensable de bien connaître et respecter les règles de sécurité des tondeuses.

Ne tentez surtout pas de modifier les systèmes de protection et de sécurité des tondeuses.

Même s'il en meurt d'envie, ne laissez jamais un enfant, seul ou avec l'aide d'un adulte, utiliser la tondeuse.

Dans la mesure du possible, évitez d'avoir les enfants à proximité de la tondeuse lors de la tonte.

Veillez à ranger les outils soigneusement et ne les laissez jamais traîner

Que faire ?

En cas de plaie simple

On parle de plaie simple lorsque la coupure ou l'éraflure est de petite taille (moins de la moitié de la paume de la victime), sans souillure, ni corps étranger et ne se trouvant pas à proximité d'un orifice naturel.

Chute d'un enfant : deux gestes simples à réaliser

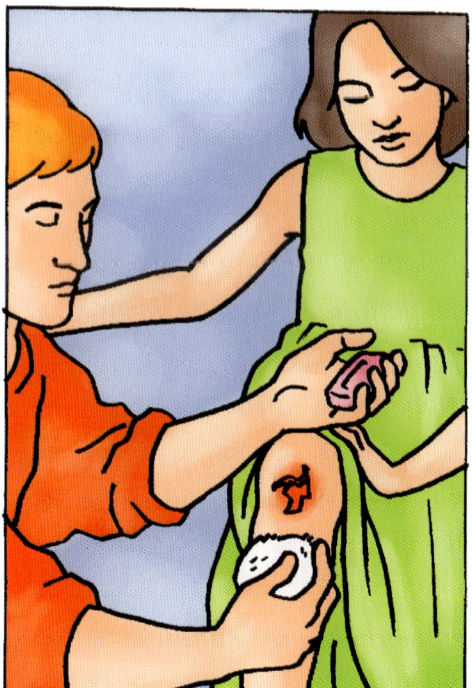

Nettoyage à l'eau et au savon puis désinfection à l'aide d'un antiseptique sont les deux premiers gestes à effectuer devant une plaie simple.

Pour soigner la plaie, respectez les étapes suivantes :

- lavez-vous les mains ;
- nettoyez la plaie avec de l'eau et du savon ;
- appliquez une solution antiseptique non colorée ;
- vérifiez que la plaie est bien propre ;
- terminez par l'application d'un pansement adhésif pour protéger la plaie ;
- vérifiez la vaccination anti-tétanique de la victime (le dernier rappel doit dater de moins de 10 ans).

Il faut refaire le pansement tous les jours et surveiller l'évolution de cette plaie. Si les signes d'infection suivants apparaissent :

- une douleur au niveau ou à distance de la plaie ;
- un gonflement ou une rougeur apparaissent autour de la plaie ;
- la plaie devient chaude ;
- la plaie devient purulente ;
- d'autres signes d'infection (petits ganglions près de la plaie, au niveau du cou, sous les bras ou dans l'aine, ou même de la fièvre) ;

il est indispensable de consulter votre médecin traitant.

En cas de plaie grave

On parle de plaie grave, lorsqu'elle présente au moins l'un des caractères suivants :

- elle est étendue (plus grande que la moitié de la paume de la main de la victime) ;
- elle est profonde ;
- elle contient des corps étrangers (verre, terre, débris, etc.) ;
- elle est contuse (les morceaux de peau de la plaie sont écrasés) ;
- elle est infectée ;
- elle est située près d'un orifice naturel (orifices du visage, organes génitaux, anus), près d'une articulation ;
- elle survient chez une victime particulièrement fragile (malade, nourrisson, vieillard).

Dans tous ces cas, il est nécessaire de recouvrir la plaie avec un linge très propre ou des compresses stériles (sauf en cas de présence d'un corps étranger).

Vérifiez la vaccination anti-tétanique de la victime.

Il faut immédiatement consulter son médecin traitant ou le SAMU (15) afin d'avoir un conseil médical.

Le tétanos

Le tétanos a pour origine le bacille *Clostridium Tetani*, un bacille anaérobique qui est présent dans les sols et dont les spores peuvent pénétrer dans l'organisme humain. Suite à des traumatismes ou des plaies diverses, ils peuvent germer et se multiplier, souvent associés à d'autres bactéries, fabriquant une toxine qui se répand progressivement dans l'organisme et, à court terme (temps d'incubation), provoque une raideur musculaire, des convulsions puis la mort.

Les causes les plus fréquentes sont dues à des travaux de jardinage, des piqûres de végétaux, du matériel souillé. La maladie peut avoir plusieurs origines. Les plaies courantes chez un jardinier, toutes ces petites plaies souvent négligées par bon nombre d'entre nous, à commencer par les échardes, les épines, les coups de sécateurs ou autres, les brûlures, les griffures (idem pour les griffures et morsures d'animaux), les ferrailles, etc. Les plaies chroniques : bien souvent, on n'y pense pas, mais il faut tenir compte des ulcères variqueux et des dermatoses.

Les petites aiguilles et autres objets utilisés pour ôter échardes, épines, etc., sans respecter les règles élémentaires d'asepsie.

Le tétanos peut être évité par une vaccination préventive. Cette vaccination se décompose comme suit : 2 injections à 6 semaines ou 1 mois d'intervalle. Le rappel doit être fait 1 an après, puis tous les 10 ans. La durée de protection dure 10 ans.

Conseil

N'oubliez pas de vous faire vacciner, et ce quel que soit votre âge. Protégez-vous et bon jardinage !

La section d'un membre

Pourquoi ?

La cause la plus fréquente de section d'un membre, dans les jardins, est une mauvaise utilisation d'un engin : la tondeuse à gazon. Cette machine est souvent utilisée dans des mauvaises conditions de sécurité (*cf.* chapitre précédent) mais attention à tous les autres outils de jardin (sécateurs, tronçonneuses, etc.).

Comment l'éviter ?

Avant la tonte

Portez des chaussures résistantes à semelles antidérapantes et un pantalon pour protéger vos jambes.

Il faut toujours tondre à la lumière du jour.

Assurez-vous que le gazon est sec ; ne tondez jamais un gazon humide.

Retirez de la surface à tondre les pierres, bâtons et autres objets qui pourraient être éjectés de la goulotte d'évacuation, à une vitesse supérieure à 300 km/h.

Maintenez les personnes, animaux domestiques et autres obstacles à distance.

Plaie grave chez l'adulte

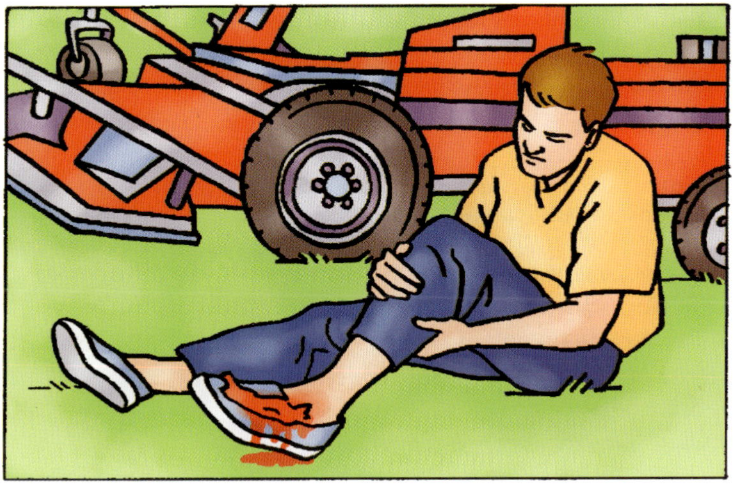

Près de 100 cas d'accidents par an, parmi les 100 000 accidents annuels de la vie courante, sont dus à une tondeuse.

Consignes d'utilisation

Il est recommandé de bien connaître le mode d'emploi qui accompagne la tondeuse, en particulier le chapitre consacré à la sécurité comprenant « comment arrêter la tondeuse rapidement en cas d'urgence ».

Ne modifiez pas les systèmes de protection et de sécurité, en particulier les mécanismes d'arrêt d'urgence.

Il est recommandé de ne jamais ôter le réservoir contenant l'herbe coupée pendant que la tondeuse tourne. Arrêtez toujours le moteur de la tondeuse, s'il y a un bourrage sous la machine.

Déconnectez les bougies, s'il s'agit d'un moteur thermique, ou la prise électrique, s'il s'agit d'une tondeuse électrique.

Dans le cas des tondeuses thermiques, attention à l'énergie cinétique potentielle contenue dans le moteur bloqué qui peut se remettre à tourner lorsque le moteur est libéré.

Après avoir ôté le moteur, utilisez toujours un bâton ou un outil pour libérer les lames. Surtout ne le faites jamais à la main !

Gardez toujours un œil sur les enfants ou les animaux à proximité, en particulier si les enfants jouent avec un ballon ou un objet volant. De toute façon, il est préférable que les enfants ne soient pas présents lors de la tonte de la pelouse.

Attention !

Prenez garde au dévers qui peut faire basculer l'engin sur les pieds de l'utilisateur !

N'emmenez jamais un passager sur une tondeuse autoportée car le passager peut être déséquilibré et projeté sous l'engin.

Ne laissez jamais un enfant utiliser une tondeuse.

Ne laissez pas la tondeuse sans surveillance, sauf si le fil de la bougie est débranché.

Ne stockez jamais l'essence dans la maison.

Attention !

Il est interdit de fumer en remplissant le réservoir !

Que faire ?

Appuyez avec la main sur l'endroit qui saigne. Rassurez la victime et allongez-la.

Appelez les secours en composant le 15.

Pansement compressif autour du moignon

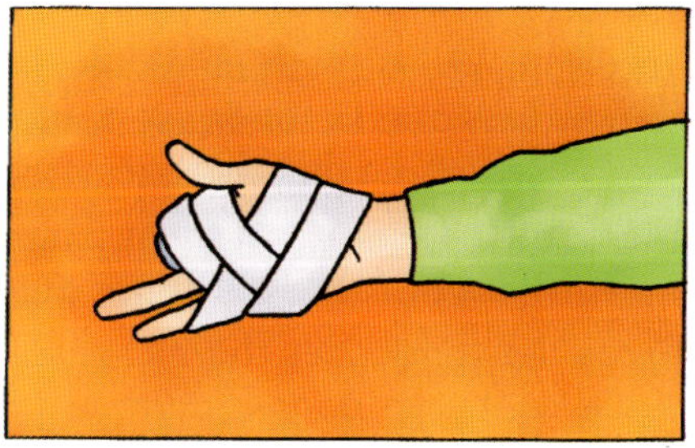

Pour une section de doigt, réalisez un pansement compressif autour du moignon.

Réalisez un pansement compressif autour du moignon, pansement qui doit être important, remontant du moignon jusqu'à l'extrémité supérieure du membre sectionné.

Le membre sectionné

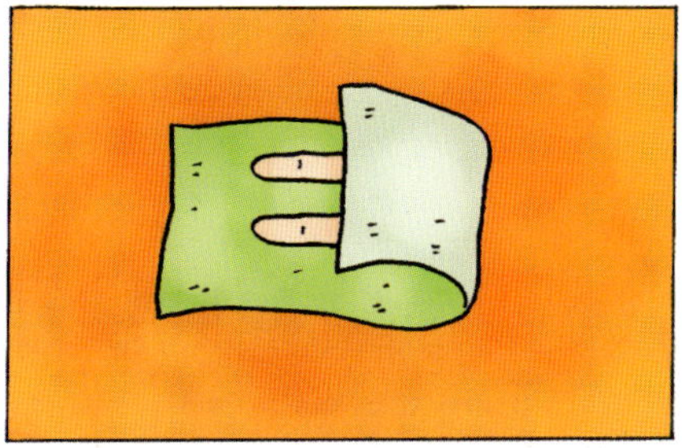

Enveloppez le membre sectionné dans un linge propre.

Récupérez le membre sectionné, enveloppez-le dans un linge propre ou une compresse stérile et mettez-le dans un sac en plastique assez épais.

Réfrigérer le membre sectionné

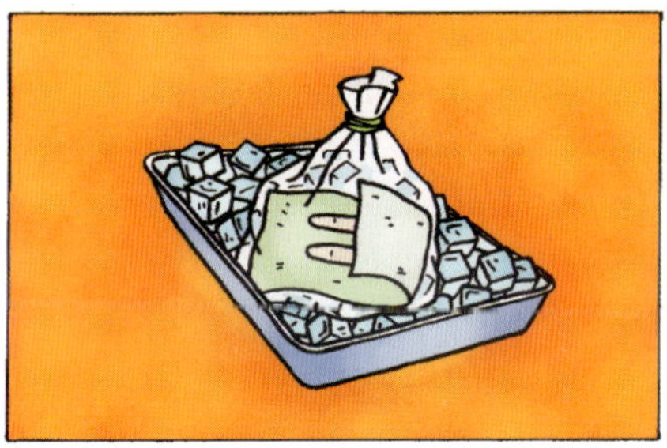

Mettez le membre sectionné dans un sac en plastique, dans un bac à glaçons.

Mettez le sachet sur une source réfrigérante, type packs réfrigérants, couvrez le tout d'un linge.

Retournez fréquemment le sachet pour éviter les gelures.

Toboggans et jeux de plein air

Pourquoi ?

Le principal risque est la chute d'un toboggan, d'un tourniquet ou encore d'une balançoire. De plus, il existe un risque de strangulation par accrochage des liens, des chaînes ou avec des cordes de balançoires.

Par ailleurs, d'autres jeux peuvent présenter un danger : les bacs à sable, les filets, les dispositifs d'escalade : les enfants laissés sans surveillance peuvent être victimes de chute grave avec traumatisme crânien.

Comment éviter les accidents ?

Pour les jeux de plein air, vérifiez la solidité des ancrages au sol des supports métalliques des portiques, la qualité des cordages, des agrès (balançoire, trapèze, corde, etc.), l'intégrité des glissières et des autres éléments du toboggan.

Veillez à ce que les enfants utilisent des équipements prévus pour leur âge. Vérifiez les normes, elles sont généralement inscrites sur l'objet.

Conseil

Veillez à ce que les enfants ne portent pas de vêtements avec des cordons, des sangles, des écharpes qui pourraient être à l'origine d'une strangulation.

Ne laissez pas votre enfant sans surveillance lorsqu'il est en train de jouer sur une aire de jeux. Si des enfants utilisent simultanément le portique, un adulte doit toujours être présent pour prévenir les accidents. Les coups donnés par des enfants se balançant à d'autres enfants passant par-derrière ou par-devant peuvent provoquer des accidents graves.

Comment utiliser un portique

Choisissez de préférence une marque qui réponde aux normes de sécurité.

Ancrez profondément les montants dans le sol et fixez bien le portique. Choisissez plutôt un endroit avec du gazon pour amortir le choc en cas de chute.

Vérifiez fréquemment l'état des cordes et des anneaux de fixation. Rentrez-les en hiver.

Que faire ?

Si l'enfant parle

Si l'enfant parle, laissez-le dans la position dans laquelle il se trouve. Demandez-lui de ne pas bouger.

Alertez ou faites alerter immédiatement le SAMU (15).

Tenez-lui la tête et le cou dans la position où elle était lors de l'accident.

Recouvrez l'enfant avec une couverture pour ne pas qu'il ait froid.

Parlez-lui, rassurez-le.

En cas de traumatisme d'un membre, immobilisez le membre blessé, appelez les secours qui se déplaceront ou vous demanderont de vous rendre à l'hôpital, selon la gravité de la situation.

Si l'enfant ne parle pas mais respire

Si l'enfant ne parle plus et ne réagit pas mais qu'il respire (la poitrine ou l'abdomen se soulève), appelez immédiatement le SAMU (15). **Selon les indications du médecin régulateur** qui prendra en compte les circonstances de l'accident, vous devrez :

- soit laisser la victime sur le dos et la surveiller jusqu'à l'arrivée des secours ;
- soit la mettre sur le côté avec prudence (*cf.* figures p. 27).

Si l'enfant ne parle pas et ne respire plus

Si l'enfant ne parle pas et qu'il ne respire plus (la poitrine et l'abdomen ne se soulèvent pas), appelez au secours.

Assurez la liberté des voies aériennes en basculant prudemment la tête en arrière et en élevant le menton (*cf.* figure p. 25-26).

Ouvrez-lui la bouche, vérifiez qu'il n'y a rien à l'intérieur.

Appréciez la respiration et vérifiez que ni le ventre ni la poitrine ne se soulèvent pendant 10 secondes.

Faites appeler le SAMU (15).

Pratiquez immédiatement 2 insufflations efficaces en utilisant la technique du bouche-à-bouche (*cf.* figure p. 33) ou bouche-à-bouche et nez (*cf.* figure p. 105), en fonction de l'âge de l'enfant.

Si la respiration ne reprend pas et en l'absence de mouvement de la victime, commencez immédiatement les compressions thoraciques (*cf.* figure p. 35), associées à la ventilation artificielle. Poursuivre ces gestes jusqu'à l'arrivée des secours.

Cas particulier de certaines chutes

Chutes à califourchon sur un obstacle : craindre des lésions des organes génitaux externes, du petit bassin et de la vessie souvent trop pleine.

Chute en arrière sur un obstacle ou un objet pointu (hampe de grille, morceau de ferraille, bâton fiché en terre) qui entraîne un empalement.

Il ne faut jamais retirer le matériau qui a empalé ou traversé un membre ou une autre partie du corps. Appelez immédiatement le SAMU (15). Il sera indispensable de sectionner le matériau de part et d'autre et de transporter ainsi l'enfant jusqu'à un centre chirurgical. S'il s'agit d'un matériel métallique, appelez aussi les pompiers en leur demandant de venir avec leur matériel de désincarcération.

Les engins à roues

Pourquoi ?

Les engins à roues et à roulettes se modernisent et sont très utilisés par les petits et les grands. Bicyclette, skate-board, trottinette, roller provoquent des accidents entraînant contusions, fractures, luxations, entorses et plaies ouvertes.

Les localisations les plus fréquentes sont des lésions du visage, des traumatismes crâniens, des lésions dentaires, de la cheville, du poignet ou de l'avant-bras, du genou, des mains, des coudes.

Les accidents surviennent le plus souvent dans les premières utilisations de ces engins.

Comment éviter les accidents ?

Le port d'une protection individuelle n'est pas obligatoire, mais fortement conseillé. Sont recommandés les protège-poignets, protège-coudes, protège-genoux, le casque.

Choisissez un matériel adapté et apprenez à l'enfant à s'en servir avant de le laisser utiliser seul l'engin.

Conseil

Il est recommandés de respecter la réglementation, en particulier à bicyclette.

Que faire ?

La victime se plaint en général d'une douleur vive suite à une chute, un coup ou un faux mouvement.

Le membre peut être gonflé ou déformé. Tout mouvement est alors le plus souvent impossible.

Traumatisme du dos, de la nuque ou de la tête

Après une chute, inconscience chez l'adulte

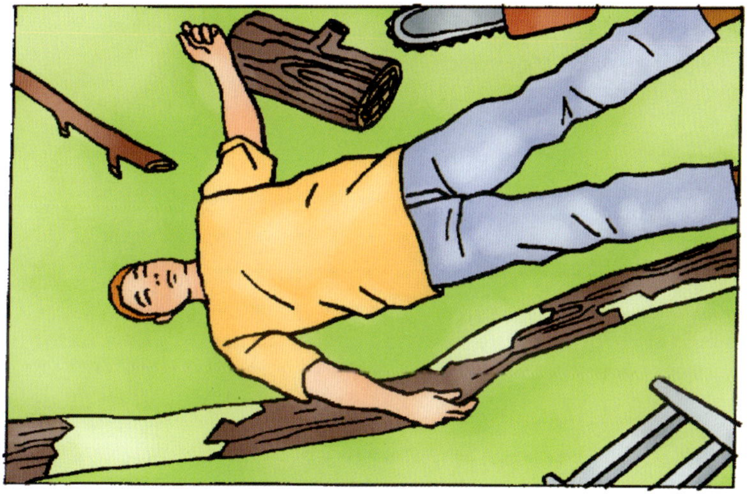

En cas de traumatisme, les deux premiers réflexes sont : parler à la victime ; ne pas la bouger !

La victime est consciente

Si la victime parle, laissez-la dans la position dans laquelle elle se trouve, demandez-lui de ne pas bouger, rassurez-la.

Alertez ou faites alerter immédiatement le SAMU (15).

La victime est inconsciente mais respire

Si la victime ne parle plus et ne réagit pas mais qu'elle respire (la poitrine ou l'abdomen se soulève), appelez immédiatement le SAMU (15).

Selon les indications du médecin régulateur qui prendra en compte les circonstances de l'accident, vous devrez :

- soit laisser la victime sur le dos et la surveiller jusqu'à l'arrivée des secours ;
- soit la mettre sur le côté avec prudence (*cf.* figures p. 27).

Traumatisme d'un membre

Immobilisez le membre dans la position où vous le trouvez. En cas de déformation, n'essayez pas de remettre l'articulation en place.

Enlevez tout de suite, prudemment, chaussures et chaussettes, bagues, montre et bijoux.

Si l'os est saillant, recouvrez d'un linge propre.

Mettez de la glace à l'endroit du traumatisme, sauf en cas de fracture ouverte.

Appelez les secours.

Réconfortez la victime, rassurez-la, couvrez-la.

Attention !

Il ne faut surtout pas faire boire la victime, au cas où une anesthésie serait nécessaire.

La piscine

9

La noyade

Pourquoi ?

La noyade est due à un remplissage des poumons par un liquide, ce qui entraîne une asphyxie ; le cerveau n'est plus alimenté en oxygène, ce qui peut entraîner des lésions cérébrales graves, voire la mort. La noyade n'est pas un accident anodin, en effet, chez les enfants de moins de 15 ans, c'est la deuxième cause de décès accidentel. Lorsqu'elles ne sont pas suivies de décès, les noyades peuvent parfois laisser de lourdes séquelles.

Les causes des noyades sont variées :

- défaut de surveillance des enfants ne sachant pas nager, aussi bien dans la piscine que dans la baignoire ;
- nageur pris de crampes ou essoufflé car il a trop forcé ;
- baignade trop rapprochée d'un repas, entraînant une hydrocution puis une noyade.

Attention !

Depuis le 1er janvier 2004, une réglementation impose le non-accès des piscines privées aux enfants de moins de 5 ans.

Ce que vous impose la loi 2003-9 du 3 janvier 2003 relative à la sécurité des piscines

À compter du 1er mai 2004, toute nouvelle piscine enterrée non close privative, à usage individuel ou collectif, doit être pourvue d'un dispositif de sécurité normalisé.

Les propriétaires de piscines enterrées non closes, installées avant le 1er janvier 2004, doivent avoir équipé, au 1er janvier 2006, leur piscine d'un dispositif de sécurité normalisé.

En cas de location saisonnière de l'habitation, un dispositif doit avoir été installé avant le 1er mai 2004.

Conseil

L'apprentissage des gestes de premiers secours en cas de noyade est indispensable, dès que l'on fait installer une piscine chez soi.

Précautions autour de la maison

Dans le jardin, si vous avez un tonneau servant de réservoir d'eau, recouvrez le dessus avec un grillage solidement fixé : il empêchera la chute d'un petit, tout en permettant l'écoulement de l'eau.

À la campagne, protégez l'accès des mares ou fosses par un grillage solide.

Lorsque vous arrivez dans un pavillon inconnu, faites toujours le tour du jardin avant d'y laisser votre enfant.

Apprenez-lui à reconnaître chaque point d'eau dangereux et le risque encouru, si jamais il tombe dedans.

D'après le site www.sante.gouv.fr

Comment l'éviter ?

Ne laissez pas un enfant seul, sous aucun prétexte, sans surveillance au bord d'une piscine.

N'autorisez la baignade qu'en présence d'un adulte.

Familiarisez l'enfant le plus vite possible avec l'eau et apprenez-lui à nager.

Mettez des flotteurs autour des bras des enfants, même s'ils ne font que jouer à l'extérieur de la piscine.

Enlevez les éventuels jouets flottants sur l'eau car ils peuvent attirer les tout-petits. Si vous avez une bouée-siège, ne l'utilisez surtout pas. Jetez-la en la découpant afin qu'aucun enfant ne puisse s'en servir.

Attention !

Les bouées-sièges pour bébé, à l'origine de plusieurs noyades, ont été interdites par un arrêté du 10 novembre 1997. Cette mesure a été reconduite par un nouvel arrêté du 15 août 1998.

Équipez la piscine des dispositifs de sécurité obligatoire, selon les normes en vigueur.

Que faire ?

Le premier des réflexes à avoir, si vous assistez à une noyade, protégez-vous vous-même, ne vous mettez pas en danger. La sortie de l'eau d'un noyé peut être difficile.

Enfant inconscient dans une piscine

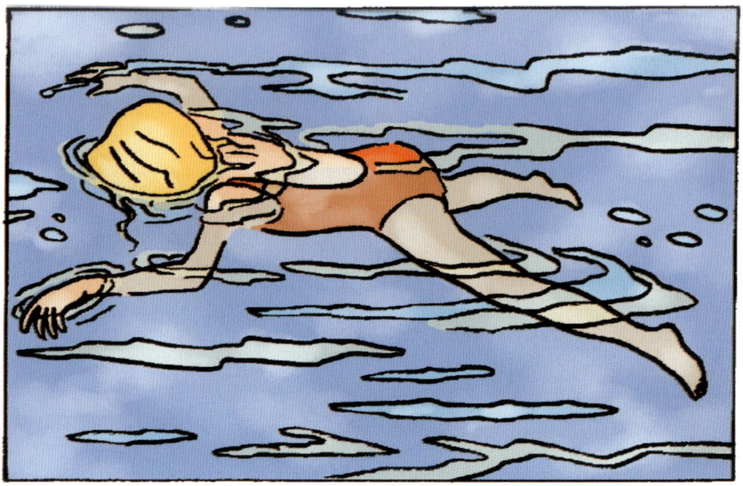

Chaque été, les piscines privées sont à l'origine de 20 à 30 décès d'enfants de moins de 5 ans.

Effectuez les gestes de premiers secours lorsque la victime sera sortie de l'eau.

Le matériel de sécurité

La barrière, moyen de protection particulièrement efficace, doit répondre à des normes bien précises, validées par l'expérience des pays qui les ont rendues obligatoires :

- hauteur comprise entre 1,20 et 1,50 m ;
- aucun élément ne doit permettre à l'enfant de l'escalader ;
- portillon muni d'une ouverture à l'épreuve des enfants et comprenant une fermeture automatique.

Les barrières ne font l'objet d'aucune norme, pour le moment, en France.

Il existe d'autres moyens de sécurité, entre autres, la bâche. Celle-ci doit dépasser de beaucoup les limites du bassin ou le volet mécanique rigide en plastique ou en bois. Il faut qu'il soit refermé dès que des adultes ne sont plus présents autour du bassin.

Il est également possible d'équiper les abords de la piscine de détecteurs électroniques, dont l'alarme se déclenche dès le passage d'un corps étranger, avant la chute ou le plongeon dans l'eau. Toutefois, elle ne l'évite pas. C'est pourquoi elle doit être considérée comme un bon complément à une barrière de piscine aux normes.

Pour prévenir les accidents, les abords de la piscine ne doivent pas être glissants et les escaliers donnant accès au bassin doivent être fixes.

Si vous installez une pataugeoire dans le jardin, n'oubliez pas qu'un tout-petit peut se noyer dans 20 cm d'eau. Videz la pataugeoire dès qu'elle n'est plus utilisée.

Redoublez de vigilance quand plusieurs enfants sont dans le bassin.

D'après le site www.cepr.tm.fr

Quand la victime est consciente

Si la victime est consciente, il faut lui ôter ses vêtements mouillés, la sécher, la réchauffer et la rassurer en attendant l'arrivée des secours.

Quand la victime est inconsciente et qu'elle respire

Basculez prudemment la tête de la victime en arrière, en utilisant la technique de la bascule de la tête en arrière (*cf.* figures p. 25-26).

Mettez la victime sur le côté, en position latérale de sécurité (*cf.* figures p. 27).

Surveillez-la en attendant l'arrivée des secours.

Quand la victime est inconsciente et qu'elle ne respire plus

Appelez ou faites appeler le SAMU (15).

Assurez la liberté des voies aériennes de la victime, en lui basculant prudemment la tête en arrière et en lui élevant le menton.

Ouvrez la bouche de la victime, vérifiez qu'il n'y a rien à l'intérieur.

Appréciez la respiration et vérifiez que ni le ventre ni la poitrine ne se soulèvent pendant 10 secondes.

Arrêt cardio-respiratoire chez l'enfant (1)

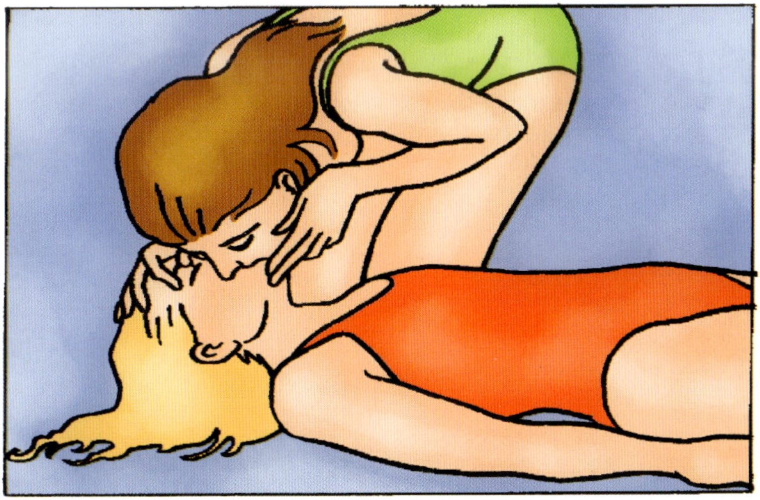

Chez l'enfant inconscient qui ne respire plus, effectuez le plus rapidement possible une ventilation artificielle.

Arrêt cardio-respiratoire chez l'enfant (2)

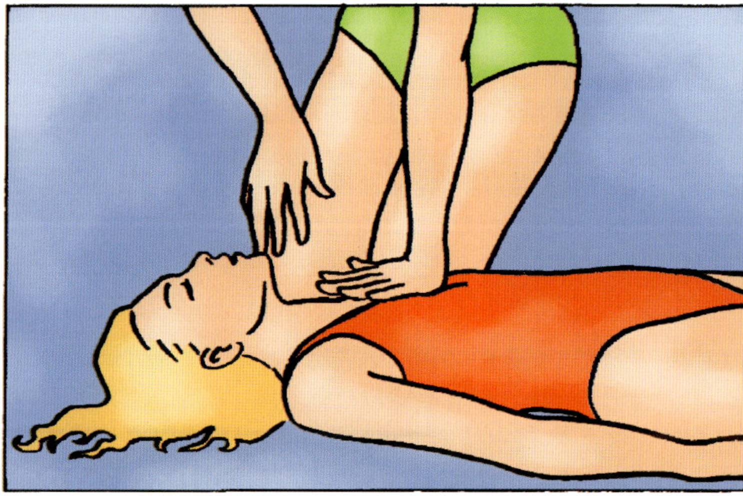

En l'absence de réaction lors du bouche-à-bouche, effectuez un massage cardiaque externe.

Pratiquez immédiatement 2 insufflations efficaces, en utilisant la technique du bouche-à-bouche (*cf.* figure p. 33) ou bouche-à-bouche et nez (*cf.* figure p. 105), en fonction de l'âge de la victime.

Si la respiration ne reprend pas et en l'absence de mouvement de la victime, commencez immédiatement les compressions thoraciques (*cf.* figure p. 35), associées à la ventilation artificielle. Poursuivez ces gestes jusqu'à l'arrivée des secours.

L’hydrocution

Pourquoi ?

L’hydrocution est un choc thermique dû à une trop grande différence de température entre l’eau et la peau.

Cet accident peut entraîner une syncope brutale qui peut aller jusqu’à la noyade et donc la mort de la victime. Cet accident peut survenir lors de l’entrée dans l’eau :

- après une exposition prolongée au soleil ;
- après un repas avec une digestion incomplète ;
- après un effort physique intense ;
- lors d’une allergie à l’eau.

Comment l’éviter ?

Ne vous exposez pas trop longtemps au soleil.

Évitez de vous endormir au soleil.

Mettez un chapeau sur la tête.

Ne buvez pas d’eau glacée lorsqu’il fait trop chaud.

Évitez de vous baigner après un repas trop copieux ou après avoir bu de l’alcool.

Ne rentrez pas dans l’eau brutalement, ne plongez pas sans vous être mouillé au préalable.

Ne vous baignez pas seul et ne laissez pas les enfants se baigner seuls dans des zones non surveillées.

Consignes de prudence

La première rentrée dans l'eau doit être progressive. On se mouille le cou, les bras, les pieds, le torse et l'on avance progressivement dans l'eau. Lorsque le corps s'est adapté à la température de l'eau, on peut commencer à jouer et à sauter dans l'eau.

Attention ! Il y a « une première fois » chaque fois que l'on retourne à l'eau après une période prolongée passée hors de l'eau, en plein soleil ou après un effort physique prolongé.

D'après le site www.sante.gouv.fr

Que faire ?

Certains signes peuvent être annonciateurs d'une syncope : maux de tête, crampes, fatigue, angoisse, troubles de la vue.

Il convient alors de ramener la victime sur le bord le plus rapidement possible et d'alerter les secours (SAMU 15, sapeurs-pompiers 18).

Lors de la syncope, la victime est donc inconsciente. Il faut alors faire rapidement un bilan de la situation.

Quand la victime est inconsciente et respire

Il est recommandé de mettre la victime sur le côté, en position latérale de sécurité (*cf.* figures p. 27), la sécher, la couvrir et la surveiller jusqu'à l'arrivée des secours.

Quand la victime est inconsciente et ne respire plus

Il faut appeler immédiatement au secours.

Assurez la liberté des voies aériennes en basculant prudemment la tête en arrière et en élevant le menton (*cf.* figures p. 25-26).

Ouvrez la bouche, vérifiez qu'il n'y a rien à l'intérieur.

Appréciez la respiration et vérifiez que ni le ventre ni la poitrine ne se soulèvent pendant 10 secondes.

Appelez ou faites appeler le SAMU (15).

Pratiquez immédiatement 2 insufflations efficaces en utilisant la technique du bouche-à-bouche (*cf.* figure p. 33) ou bouche-à-bouche et nez (*cf.* figure p. 105), en fonction de l'âge de la victime.

Si la respiration ne reprend pas, et en l'absence de mouvement de la victime, commencez immédiatement les compressions thoraciques (*cf.* figure p. 34), associées à la ventilation artificielle. Il faut poursuivre ces gestes jusqu'à l'arrivée des secours.

Avec les insectes et les animaux

10

Les piqûres d'insecte

Pourquoi ?

Les piqûres surviennent surtout au printemps et en été. Les insectes responsables de ces piqûres sont les moustiques, les taons, les hyménoptères (guêpes, abeilles, frelons).

À ces périodes, nous passons beaucoup de temps à l'extérieur, les repas sont pris dehors ; les activités extérieures sont alors fréquentes.

Conseil

Si vous êtes sujet à des crises d'allergie, portez toujours sur vous un médicament de type antihistaminique prescrit par votre médecin.

Comment les éviter ?

Examinez les fruits et les pâtisseries avant de les manger.

Ne marchez pas pieds nus dans la mesure du possible.

Les parfums, quels qu'ils soient, attirent les insectes et facilitent les piqûres. En été, préférez des senteurs plus légères.

Les insectes sont particulièrement nombreux aux abords des poubelles. Protégez-vous avant d'y aller.

Faites attention aux abords des piscines. Les insectes apprécient les lieux humides, surtout au coucher du soleil.

Évitez tout geste brutal à l'approche d'un hyménoptère.

Que faire ?

Les piqûres d'insecte sont habituellement plus douloureuses que dangereuses. Néanmoins, chez un sujet allergique, une réaction violente peut parfois être gravissime. La douleur initiale est suivie d'un gonflement.

Avant de faire tout geste, lavez-vous les mains à l'eau et au savon.

Devant toute piqûre, si un dard est visible, enlevez-le avec une pince à épiler préalablement désinfectée à l'alcool à 70°.

S'il existe une plaie, nettoyez-la à l'eau et au savon puis appliquez une solution antiseptique non colorée.

Attention !

Il ne faut jamais utiliser de coton lors des soins car il risque de s'effilocher dans la plaie.

Si nécessaire, et en particulier pour protéger la plaie lors des activités, placez un pansement.

Vérifiez la vaccination anti-tétanique (*cf.* encadré p. 119) de la personne piquée.

En cas de réaction allergique (éruption généralisée, démangeaisons importantes avec gonflement, difficultés respiratoires), appelez le SAMU (15).

Les morsures

Pourquoi ?

Les morsures sont en général provoquées par les animaux domestiques, les chiens ou les chats en particulier.

Les morsures engendrent des plaies qui peuvent être bénignes ou graves, selon la localisation, l'étendue, la profondeur de la plaie. Il existe par ailleurs la possibilité d'une surinfection résultant de la contamination de maladies portées par l'animal en cause.

Chez l'enfant en bas âge, le visage est atteint deux fois sur trois. Le tout-petit est effectivement beaucoup plus à la hauteur de l'animal. Le préjudice esthétique est, dans ce cas, majeur.

Comment les éviter ?

Ne vous approchez pas d'un animal que vous ne connaissez pas ou d'un animal sauvage.

Ne laissez jamais un enfant avec un chien ou un chat qu'il ne connaît pas et qui ne le connaît pas.

Ne faites pas peur à un animal, même dans le cadre d'un jeu.

En cas d'attaque, protégez-vous le visage avec les bras ou avec un objet.

Faites vacciner les animaux domestiques contre la rage.

Que faire ?

Devant toute morsure, tout d'abord, calmez l'enfant.

Lavez-vous soigneusement les mains.

En cas de plaie superficielle

Lavez la plaie à grande eau.

Désinfectez avec un antiseptique léger, non coloré.

Prévenez la contamination en vous rendant chez le médecin.

Vérifiez la vaccination anti-tétanique de la personne mordue.

En cas de plaie grave

Allongez, couvrez et rassurez la victime.

Enveloppez la plaie avec un linge propre.

Alertez les secours.

Vérifiez la vaccination anti-tétanique de la personne mordue.

Dans tous les cas

Si l'animal est connu de la famille, il devra être conduit chez le vétérinaire dans les 24 heures qui suivent, même s'il a été vacciné contre la rage. Deux autres visites obligatoires suivront, dans les 15 jours après la morsure afin d'éliminer tout risque de rage.

Si l'animal n'est pas vacciné contre la rage ou si le propriétaire est inconnu, il faut que le chien soit mis sous surveillance vétérinaire.

Si l'animal est inconnu et a disparu, un traitement préventif de la rage pourra être pratiqué. Il faut emmener la personne mordue à l'hôpital.

En bref

Soutien psychologique et accident domestique

Pourquoi ?

L'urgence médicale lors d'un accident domestique ne doit pas nous faire oublier que nous avons en face de nous non pas une blessure, une maladie ou une demande, mais une personne en souffrance. Il faut savoir que l'action de soutien psychologique demande plus de temps que l'urgence médicale proprement dite.

Le soutien psychologique est indispensable pour aider une personne, quelle qu'elle soit (adulte ou enfant), à recouvrer une certaine stabilité émotionnelle. Ce soutien est aussi nécessaire à la vie psychique que les gestes de premiers secours le sont pour les blessures physiques. C'est pourquoi nous avons insisté, tout au long de cet ouvrage sur la nécessité de rassurer la victime, particulièrement les jeunes enfants et les personnes âgées, autant que possible.

Il arrive que la souffrance ne soit pas liée uniquement à une maladie physique, à un accident corporel, mais à des circonstances émotionnelles qui peuvent entraîner des « blessures psychiques ». Ce type de blessure est bien plus difficile à déceler et à soigner qu'une blessure physique. C'est pourquoi il demande une réponse adaptée à chaque situation. Celle-ci sera d'autant plus adaptée aux circonstances que vous aurez donné le plus de renseignements possibles aux sauveteurs.

Mais, devant une situation aussi délicate, que devons-nous faire pour aider de manière efficace la personne ? Face à une souffrance, nous devons avoir une double réponse :

- un savoir-faire avec les gestes adaptés à la situation ;
- un savoir-être avec une réponse relationnelle personnalisée.

Comment la personne peut-elle exprimer son mal-être ? Il existe plusieurs façons d'exprimer une souffrance psychique :

- par des paroles : la personne révèle sa souffrance par des mots ;
- par le silence : la personne n'a pas envie de parler. Elle exprime alors la souffrance par son regard, par son mutisme ;
- par des actes : la personne peut alors pleurer, s'agiter, être plus violente envers les autres et envers elle-même.

Que faire ?

Vous pouvez rassurer la victime, en attendant les secours, en utilisant vos propres ressources : votre bon sens et, bien sûr, en gardant votre sang-froid. Ne montrez jamais à la victime votre propre inquiétude.

Lorsque la personne parle, exprime sa souffrance, il suffit de l'écouter sans forcément avoir besoin de parler.

Lorsque la personne s'exprime par le silence, votre présence et vos paroles suffisent à la réconforter.

Lorsque la personne s'exprime par des actes, respectez cet état, tout en essayant de négocier afin de pouvoir l'aider.

Dans tous les cas, respectez la façon qu'elle a d'exprimer sa réaction face à l'événement, son angoisse, son stress.

Les pictogrammes de danger européens

La plupart des produits d'entretien, de bricolage ou de jardinage comportent des substances chimiques qui peuvent être à l'origine d'accidents graves. Ces produits qui contiennent des substances particulièrement dangereuses sont identifiables grâce à des pictogrammes de danger qui sont obligatoirement présents sur leur emballage.

Chaque pictogramme précise un danger particulier, d'après le site www.cepr.tm.fr.

Comburant

Produit qui peut provoquer un incendie par simple contact avec une autre substance comme le bois, le papier, le carton, etc. Par exemple : les pastilles d'eau de Javel effervescentes, l'oxygène, le chlorate de sodium.

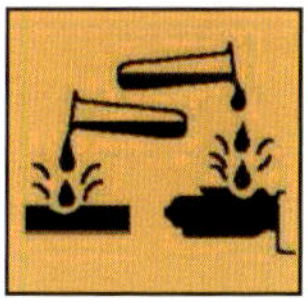
Corrosif

Produit qui peut brûler et détruire les tissus vivants par simple contact. Par exemple : soude caustique, déboucheur de canalisation, détartrant, eau de Javel concentrée, acides nitrique, sulfurique, chlorhydrique.

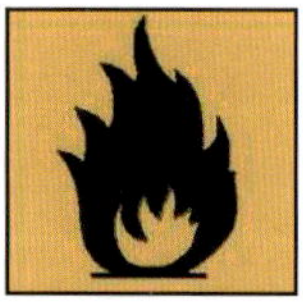

Très inflammable

Produit qui peut s'enflammer facilement en présence d'une flamme, d'une étincelle ou d'une source de chaleur. Par exemple : acétone, alcool à brûler, white-spirit, trichloréthylène.

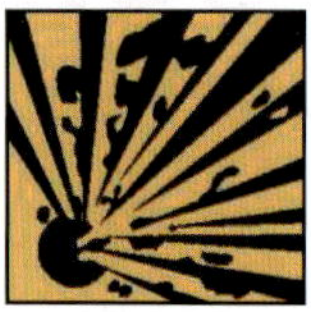

Explosif

Produit qui peut exploser sous l'effet d'un choc, du feu, de la chaleur ou d'un simple frottement ou lorsque leur concentration dans l'air produit un mélange explosif. Par exemple : gaz butane, propane, gaz naturel, TNT.

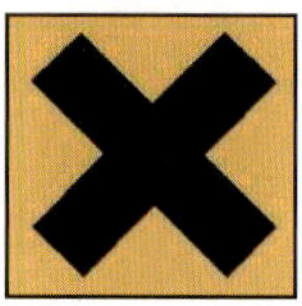

Irritant

Produit non corrosif qui, par contact immédiat, prolongé ou répété avec la peau, les yeux ou les muqueuses peut provoquer une réaction inflammatoire. Par exemple : eau de Javel diluée, produit détergent, lave-vitre à base de méthanol.

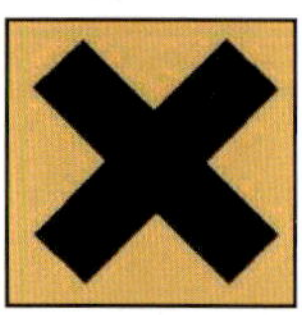

Nocif

Produit qui peut causer une intoxication par inhalation, ingestion ou pénétration cutanée. Un produit nocif peut être très dangereux si la dose reçue est importante ! Par exemple : essence de térébenthine, pesticide, antimite, eau de Javel en pastilles effervescentes.

Toxique

Produit qui, par inhalation, ingestion ou pénétration cutanée peut entraîner des accidents gravissimes, aigus ou chroniques, voire la mort. Par exemple : méthanol pur, certains herbicides, antirouille contenant des fluorures, naphtaline.

Les centres antipoison

Si vous êtes témoin d'un accident dû à un produit toxique, appelez en priorité le SAMU (15) ou un centre antipoison, si la victime ne présente pas de signes de gravité.

Les centres antipoison sont accessibles 24 h sur 24 h. En cas de doute, n'hésitez pas à les contacter. Mieux vaut appeler pour rien plutôt que risquer un accident grave.

Dans tous les centres antipoison, un médecin toxicologue est à votre écoute et vous explique les premiers gestes à faire en cas d'accident : premiers soins, surveillance de la victime, hospitalisation ou attente du SAMU (15). Dans ce dernier cas, c'est lui qui vous l'enverra, s'il le juge nécessaire.

Centre antipoison	Téléphone
Angers	02 41 48 21 21
Bordeaux	05 56 96 40 80
Lille	0 825 81 28 22
Lyon	04 72 11 69 11
Marseille	04 91 75 25 25
Nancy	03 83 32 36 36
Paris	01 40 05 48 48
Rennes	02 99 59 22 22
Strasbourg	03 88 37 37 37
Toulouse	05 61 49 33 33

Intoxication : mode d'emploi

Si la victime est consciente

Ne faites aucun geste qui pourrait aggraver l'état de la victime et appelez le centre antipoison le plus proche.

Ne lui donnez pas de lait : ce n'est pas un antipoison.

Ne lui donnez pas d'eau : en diluant le produit, l'eau aggrave l'accident. Si le produit est caustique, l'eau aggrave les brûlures. Si le produit est moussant, elle peut générer une asphyxie par envahissement de la gorge et des voies respiratoires.

Ne la faites pas vomir : à moins que le médecin du centre antipoison vous le demande.

Si la victime est inconsciente

Placez la victime sur le côté, en position latérale de sécurité, avant d'appeler le centre antipoison.

Répondez précisément, sans paniquer, à toutes les questions du médecin : âge, poids de la victime, nom ou description du produit en cause, quantité absorbée, symptômes, etc.

Faites exactement ce que le médecin vous dit de faire. Si vous ne comprenez pas, demandez des explications complémentaires.

Ne raccrochez que lorsque le médecin vous le demande.

Quelques produits sécurisants

Vous trouverez des objets qui vous aident à rendre plus sûre votre maison dans tous les magasins spécialisés. Voici une liste non exhaustive.

Pour éviter chutes et blessures

Tapis et sols antidérapants : en cas de sols glissants.

Garde-corps, rambarde, barre d'appui, main courante : barrières en haut des escaliers pour éviter les chutes.

Poignées d'appui dans les locaux sanitaires pour éviter les chutes dans la salle de bains.

Rangements organisés : stop-tiroirs pour éviter de recevoir les objets sur les pieds ou sur la tête.

Pour éviter les intoxications

Armoire à pharmacie fermée à clé pour que les médicaments ne soient pas à la portée des enfants.

Placards de stockage inaccessibles aux enfants pour les produits chimiques et ménagers.

Boîtes avec alvéoles, correspondant aux différentes prises de la journée, pour les personnes âgées.

Pour éviter les brûlures

Dispositifs de protection pour radiateurs électriques, plaque de cuisson, four, corps et tuyau de poêles, foyer de cheminée.

Thermomètres pour vérifier la température du bain des enfants.

Robinets thermostatés, bloqués sur 37° C, pour douches et baignoires.

Pour éviter les électrisations

Blocs de prises sécurisés (reliés à la terre) ou protège-blocs multiprises plutôt que des multiprises banales ou des raccords souples.

Dispositif de protection des prises de courant : prises à éclipses, surtout lorsque vous avez des enfants en bas âge.

Disjoncteur différentiel à haute sensibilité.

Prises de terre dans toutes les pièces d'eau : cuisine, salle de bains, salle d'eau, buanderie, etc.

Pour éviter les incendies

Extincteur à poudre polyvalente afin d'éviter la généralisation d'un début d'incendie. Lisez le mode d'emploi avant d'en avoir besoin !

Quelques sites utiles

- www.croix-rouge.fr
- www.sante.gouv.fr
- www.cepr.tm.fr
- www.cyes.info
- www.servicevie.com

Quiz

À chaque situation, le bon geste

1. *Gaétan saigne du nez, vous devez lui demander :*

a) d'incliner la tête vers l'arrière en prenant soin de mettre un mouchoir près de ses narines

b) de pencher la tête vers l'avant en prenant soin de comprimer les narines et d'essuyer le sang

c) de s'allonger sur le dos et de se reposer

Réponse b). C'est en réalisant une compression, tête en avant que vous aurez le plus de chances d'arrêter le saignement. Le caillot se forme et Gaétan n'avale pas son sang.

2. *Claire touche la porte du four en marche. Elle se brûle la main. Que devez-vous faire en premier lieu ?*

a) Vous arrosez sa main avec de l'eau froide

b) Vous appliquez un corps gras pour réduire la douleur

c) Vous laissez la main à l'air libre et attendez avant de couvrir la plaie avec un pansement sec

Réponse a). Arroser immédiatement permet de limiter les effets de la brûlure et diminue la douleur.

3. *Ulysse se cogne la tête brutalement. Quel(s) symptôme(s) ne nécessite(nt) pas de consulter un médecin ?*

a) Il a un hématome

b) Il présente des signes de somnolence

c) Il a des vomissements répétés

Réponse a). Un hématome, une bosse isolée sans aucun autre signe ne nécessitent qu'une surveillance de la part des parents. L'apparition de vomissements, de maux de tête ou d'une attitude anormale nécessite de consulter un médecin.

4. *Quel corps étranger ne s'élimine pas de lui-même et doit être retiré de l'oreille ?*

a) Le sable

b) Le cérumen

c) Un insecte

Réponse c). Un insecte reste souvent bloqué dans l'oreille. Il faut alors le noyer en introduisant un peu d'huile dans le conduit auditif.

5. *Isis a ingéré un produit caustique. Que devez-vous faire en premier lieu ?*

a) Lui faire boire du lait

b) Alerter les secours et la surveiller

c) La faire vomir

Réponse b). Il ne faut surtout pas faire boire ni vomir Isis. Seuls les secours spécialisés pourront lui venir en aide.

6. *Laquelle de ces affirmations est fausse en ce qui concerne la mort subite du nourrisson ?*

a) Les matelas et les oreillers mous augmentent les risques d'étouffement

b) Les bébés qui dorment sur le ventre présentent moins de risques de décéder de la mort subite du nourrisson

c) Les bébés qui dorment sur le dos ont moins de risques de décéder de la mort subite du nourrisson

Réponse b). Les bébés qui dorment sur le ventre ont plus de risques de décéder de la mort subite du nourrisson.

7. William, 6 ans, est inconscient. Il ne respire plus. Vous êtes seul à la maison et loin du téléphone et des voisins. Vous devez en premier :

a) alerter vos voisins et leur demander de l'aide

b) appeler une ambulance

c) effectuer la respiration artificielle et le massage cardiaque au mieux de votre connaissance pendant une minute puis donner l'alerte ensuite

Réponse c). Effectuer immédiatement la respiration artificielle chez un enfant est fondamental. L'arrêt cardiaque chez l'enfant est le plus souvent dû à un déficit de la fonction respiratoire. Après une minute de réanimation cardio-pulmonaire, vous devez donner l'alerte.

8. Jeanne a fait une chute. Elle ne réagit pas, mais respire encore. Vous devez :

a) la mettre doucement en PLS avant d'alerter les secours

b) crier et la secouer pour la faire réagir

c) surtout pas la déplacer et appelez immédiatement les secours

Réponse a). Jeanne risque de s'étouffer si elle reste sur le dos. Mettez-la en PLS (position latérale de sécurité) afin de préserver ses fonctions vitales : ne pas obstruer ses voies aériennes avec sa langue, ni s'encombrer avec des vomissements.

9. Simon se coupe à l'avant-bras avec un cutter. Il saigne abondamment. Vous devez :

a) faire un garrot avec votre ceinture pour arrêter le saignement

b) appuyer sur la blessure avec votre main

c) désinfecter la plaie puis poser un pansement

Réponse b). La compression manuelle (protégée si besoin) directe permet d'arrêter la plupart des hémorragies. Dans le cas d'une hémorragie sans corps étranger, c'est la première manœuvre à entreprendre.

10. *Le numéro de téléphone des sapeurs-pompiers est le :*

a) 15

b) 17

c) 18

Réponse c). Le 15 est le numéro du SAMU, le 17 celui de la police (ou gendarmerie).

11. *Joyce est allongée sur le sol, un appareil électrique branché dans la main. Vous devez :*

a) appeler les secours

b) couper le courant sans la toucher

c) la mettre en PLS

Réponse b). Après avoir coupé le courant, vous pourrez vous approcher d'elle et procéder à un bilan. En fonction de ce bilan, vous pourrez réaliser les gestes de secours adaptés à son état et les informations que vous fournirez aux secours seront d'autant plus précises et utiles.

12. *Jérémie tombe dans l'escalier. Il ne bouge plus. Vous appelez :*

a) le SAMU

b) la gendarmerie

c) les pompiers

Réponse a). Le SAMU (Service d'Aide Médicale Urgente) : 15. C'est le service le plus apte à vous aider en vous donnant des conseils par téléphone. Il vous enverra ensuite des secours adaptés (médecin, pompiers, etc.).

13. *Dylan s'est mis à tousser bruyamment en mangeant une cacahuète ; à votre arrivée, il ne parle plus et porte les mains à son cou. Vous devez :*

a) lui donner 5 tapes dans le dos

b) l'allonger

c) lui mettre la tête en bas et le secouer

Réponse a). Taper dans le dos de Dylan doit lui permettre d'expulser le corps étranger et de respirer. Il ne faut surtout pas le secouer ou l'allonger car cela pourrait faire empirer la situation.

14. *Vous découvrez une personne inanimée. Elle respire et a des médicaments dans la main. Il manque plusieurs comprimés. Avant d'appeler les secours, vous devez :*

a) mettre les médicaments en lieu sûr pour les montrer aux secours

b) essayer de la faire vomir

c) la secouer pour lui faire reprendre connaissance

Réponse a). Le nom des médicaments et leur dosage sont des éléments importants pour établir un diagnostic fiable.

15. *Qu'est-ce que le tétanos ?*

a) Une île grecque

b) Une maladie infectieuse mortelle

c) Une maladie contagieuse

Réponse b). En France, des personnes meurent encore du tétanos car elles ne se sont pas faites vacciner ou ont mal jugé les risques.

16. *Raphaël tombe, il se plaint d'une violente douleur à la cheville, laquelle a gonflé. Avant d'appeler les secours, vous devez :*

a) essayer de remettre l'articulation en place

b) lui dire de ne pas bouger et appliquer éventuellement du froid

c) le faire marcher pour vérifier que rien n'est cassé

Réponse b). Vous ne disposez pas du matériel nécessaire pour réaliser une immobilisation. L'essentiel est de ne pas l'aggraver, il faut donc que Raphaël reste immobile (il est déjà installé au sol). Appliquer du froid permet à la lésion de ne peut trop gonfler et diminue la douleur.

17. *Ariane se brûle gravement à l'avant-bras. Avant d'appeler les secours vous devez :*

a) mettre un corps gras sur la brûlure

b) arroser la brûlure avec de l'eau froide

c) arroser la brûlure avec de l'eau tiède

Réponse b). Il ne faut pas que la brûlure se propage. Le refroidissement se fait simplement avec de l'eau froide, il permet de diminuer la douleur.

18. *Nathan perce un trou. Brusquement, il semble paralysé et incapable de parler. Quel est le premier geste à faire ?*

a) Essayer de lui enlever la perceuse

b) Essayer de le toucher

c) Couper le courant sans le toucher

Réponse c). Nathan tient un appareil électrique branché dans sa main. Pour pouvoir l'aider, supprimez d'abord le danger électrique et coupez le courant au disjoncteur.

19. *Lors d'un repas, Juliette s'étouffe. Elle porte ses mains à sa gorge et ne parle plus. Elle ne respire pas non plus. Vous devez :*

a) lui mettre la tête en bas pour la secouer

b) lui donner 5 claques dans le dos

c) lui appuyer sur le ventre

Réponse b). Juliette est victime d'une obstruction totale des voies aériennes. Les claques dans le dos vont permettre de déloger le corps étranger.

20. Ernestine se plaint d'une douleur dans la poitrine. Après avoir appelé les secours, vous le mettez en position :

a) allongée

b) demi-assise

c) allongée, les pieds en l'air

Réponse b). La position demi-assise est la réponse efficace aux douleurs thoraciques et aux gênes respiratoires. Si Ernestine ne se sent pas bien dans cette position et veut s'allonger, laissez-la faire.

D'après le site www.cyes.info

Table des matières

1

Dans la cuisine

2

Dans la salle de bains

3

Dans le salon ou la salle à manger

4

Dans la chambre

5

Dans l'escalier

6

Le garage

7

Sur le balcon et à la fenêtre

8

Dans le jardin

9

La piscine

10

Avec les insectes et les animaux

En bref

Quiz

N° d'éditeur : 3161
Dépôt légal : avril 2005
Mise en pages : Facompo

Achevé d'imprimer en Italie par Stige